DE L'ABUS

DES

BAINS DE MER,

DE LEUR DANGER

DES CAS OU ILS CONVIENNENT

Par J. QUISSAC

Professeur Agrégé à la Faculté de Médecine de Montpellier ; Membre du Conseil d'Hygiène et de Salubrité du département de l'Hérault ; Membre de la Société de Médecine Pratique ; ancien Chef Interne de l'Hôpital St.-Éloi ; ancien Chef de Clinique médicale de la Faculté, etc.

PARIS

J. B. BAILLIÈRE, Rue Hautefeuille.

MONTPELLIER

CHARLES SAVY,	SEVALLE,
Grand Rue.	Rue du Gouvernement.

DE

L'ABUS

DES

BAINS DE MER,

DE LEUR DANGER,

DES CAS OU ILS CONVIENNENT.

OUVRAGES DU MÊME AUTEUR.

De la Doctrine des Éléments et de son application à la médecine-pratique, 2 volumes grand in-8º, 1850.

Observation d'un cas de plaie pénétrante de poitrine, suivi de considérations sur ce genre de plaie, in-8º, 1834.

De la Contracture des poumons et de la Phthisie par contracture, in-8º, 1836.

De la Gangrène du poumon, in-8º, 1840.

Recherches pour servir à l'histoire des ramollissements du cerveau et de l'encéphalite, in-8º, 1841.

D'un cas d'angine de poitrine, suivi de considérations sur cette maladie, in-8º, 1841.

Le Bégaiement traité par la myotomie, in-8º, 1841.

Nouvelle méthode pour le traitement de la tumeur et de la fistule lacrymale, in-8º, 1842.

Discussion sur la ténotomie sous-cutanée de la main à l'Académie royale de médecine. — Réflexions sur ce sujet, in-8º, 1842.

Observation sur une plaie des voies aériennes traitée par l'hyoïdo-laryngoraphie, in-8º, 1842.

Considérations sur l'érésipèle gangréneux, l'érésipèle flegmoneux et le flegmon érésipélateux, des caractères qui les distinguent, du traitement qui leur convient, in-8º, 1844.

DE

L'ABUS

DES

BAINS DE MER,

DE LEUR DANGER,

DES CAS OU ILS CONVIENNENT ;

Par J. QUISSAC,

Professeur-Agrégé à la Faculté de Médecine de Montpellier ; Membre
du Conseil d'Hygiène et de Salubrité du département de l'Hérault ; Membre
de la Société de Médecine-Pratique ; ancien Chef interne de l'Hôtel-Dieu
St-Eloi, ancien Chef de Clinique médicale de la Faculté, etc.

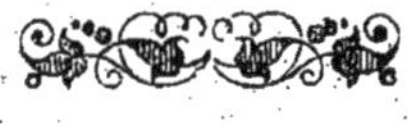

PARIS,

J.-B. BAILLIÈRE, Rue Hautefeuille, 19 ;

MONTPELLIER,

| Charles SAVY, | SEVALLE, |
| Grand'Rue. | Rue du Gouvernement. |

1853.

La saison des chaleurs nous rend témoins chaque année d'un bien singulier spectacle. Les familles, les populations se précipitent vers la mer, dans un but qui n'est, hélas! que trop connu! Pour fortifier des santés délicates, pour obtenir la guérison de maux divers. Le résultat cherché est-il obtenu? Nous voudrions pouvoir répondre qu'il en est toujours ainsi, que ces eaux ont produit tout le bien qu'on s'en était promis; mais que nous sommes loin d'être en état de faire un pareil aveu! De combien d'accidents n'avons-nous pas été témoin; combien de regrets ne sont pas venus frapper nos oreilles; et combien de fois n'avons-nous pas entendu les gens du monde s'étonner de la facilité avec laquelle ces bains sont prescrits !...

Nous n'avons certainement pas la prétention d'arrêter cette fureur des bains de mer ; le remède est à la mode, et la mode n'entend rien. Mais nous dirons du moins ce que nous pensons d'un moyen que nous avons vu si souvent devenir funeste. Puissions-nous, en signalant le danger, réveiller des voix qui viennent en aide à la nôtre !

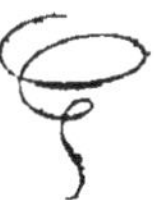

DE
L'ABUS
DES
BAINS DE MER,
DE LEUR DANGER,
DES CAS OÙ ILS CONVIENNENT.

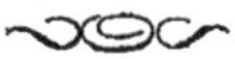

PREMIÈRE PARTIE.

§ Ier

Les bains de mer ont sur l'économie une action qui est connue depuis bien longtemps, c'est une action tonique. Mais à côté de cette action salutaire, qu'on a exagérée de nos jours ou poussée hors de ses vraies indications, en est une autre tout aussi puissante, dont on daigne à peine s'apercevoir, bien que ses effets ne puissent

échapper à l'œil d'un médecin instruit et clair-
voyant. Celle-ci est funeste ; elle change souvent
un moyen de salut en une cause de mort.

C'est parce que l'on ne voit, nous le répétons,
dans les bains de mer que leur puissance tonique,
et qu'on ne tient qu'un compte nul ou insuffisant
de leurs effets nuisibles, que tant de malheureux,
qui s'acheminent tous les ans vers ces lieux, y
trouvent, au lieu de ce qu'ils espéraient, une
maladie plus grave ou nouvelle, ou même le
terme de leur vie.

§ II.

L'action des bains de mer sur l'économie résulte
tout à la fois et de leur composition chimique et
de leur température peu élevée. Séparer les qua-
lités qui proviennent de ces deux conditions n'est
guère possible. Cela est si vrai, c'est que cette eau,
chauffée de manière à donner un bain à 27 degrés
Réaumur, n'a plus aucune vertu ; elle perd sa
propriété la plus essentielle, la propriété tonique.
Après les essais nombreux qui ont été faits en ce
genre, le doute n'est plus possible.

Il n'est pas plus permis d'espérer un résultat
avantageux d'un bain d'eau de mer chaud, que
d'attendre un effet tant soit peu marqué de celui
que l'on prendrait à Barèges, à Bagnères, etc., où
l'on aurait fait descendre l'eau à 20, 22 ou même

24 degrés Réaumur, de 28 à 32 et plus qu'elle possède.

C'est donc tout à la fois à la composition chimique de l'eau de la mer et à sa température qu'il faut attribuer sa valeur comme moyen thérapeutique.

Cette température est peu élevée ; nul n'est entré dans la mer, même dans la saison des plus fortes chaleurs, sans éprouver une sensation de froid plus ou moins désagréable. Dix-huit à vingt degrés Réaumur pour la Méditerranée, quinze degrés pour l'Océan, voilà ce que montre, le thermomètre, dans les étés les plus chauds, pour nos côtes maritimes.

La sensation de froid qui résulte de l'immersion du corps dans un liquide à pareille température, doit du reste nécessairement varier suivant plusieurs conditions, telles que l'âge, le tempérament, la constitution, etc. Et c'est dans cette sensation de froid que les malades trouveront un effet salutaire ou funeste.

L'action du froid est tonique, cela est vrai ; mais pour qu'elle soit telle, il faut que ce froid soit en rapport avec la somme des forces vitales que possèdent les individus ; il faut qu'elle puisse être suivie d'une réaction dans laquelle tous les systèmes, tous les appareils, tous les organes, trouveront une énergie nouvelle. Il y a un degré qu'il n'est point permis de dépasser. Mais si ces conditions n'existent pas, si le froid est trop élevé, alors non-seulement il n'est plus tonique, il ne contribue plus à augmenter les forces de la vie, mais il les déprime, il peut déterminer les affections morbides les plus graves.

Il faut donc, avant de prescrire les bains de mer, voir s'il y a assez de forces pour les supporter, en même temps qu'on cherche à apprécier les contre-indications qui peuvent s'opposer à leur emploi.

§ III.

Les bains de mer, par leur température peu élevée, peuvent donc avoir, comme du reste tous les bains froids quels qu'ils soient, une action dépressive des forces vitales, et cette dépression peut être portée à un degré tel, que la mort s'en suive. C'est ce dont il existe des exemples. Des enfants trop jeunes, des individus d'une constitution trop débilitée, ont péri sous cette influence. Quelques bains dont les effets n'avaient pas été suffisamment suivis, avaient suffi pour éteindre en eux le principe de la vie.

On a vu une femme de constitution délicate rester immobile, glacée, comme paralysée, pendant plus de demi-heure, parce qu'elle avait voulu prolonger son bain plus que d'habitude.

Ce n'est pas cependant de cette manière que

les funestes effets des bains de mer se manifestent le plus communément. Ils ont un autre mode d'agir bien plus fréquent : ils arrêtent des fonctions physiologiques ou suppriment des mouvements fluxionnaires devenus nécessaires à une économie malade.

Et d'abord, on sait que l'appareil cutané est le siége d'une exhalation qui est une des fonctions les plus importantes du corps. Il s'y fait, sous forme de vapeur, une excrétion dépuratoire tout aussi majeure que celle qui résulte de la sécrétion urinaire. Que cette exhalation vienne à être supprimée, et les plus fâcheux résultats peuvent en être la conséquence. Alors on voit survenir un catarrhe pulmonaire, une pleurésie, une pneumonie ; ou bien la fluxion se porte sur le cerveau, les méninges, le foie, l'intestin, etc. Nous ne serions qu'embarrassé pour choisir des faits propres à démontrer la vérité de notre assertion. Nous nous bornerons au suivant, qui nous impressionna vivement à l'époque où il eut lieu.

« Un jeune garçon de quatre ans fut conduit, en 1847, aux bains de mer. C'était un fils unique auquel sa mère était d'autant plus attachée qu'elle avait déjà perdu plusieurs enfants. Il était d'un tempérament lymphatique-nerveux et d'une constitution faible qu'on voulait fortifier. Dès les premiers bains, dont la durée n'était que de quelques minutes, il y eut une inquiétude, une perte d'appétit, auxquelles on ne fit pas assez d'attention. Le soir du quatrième jour des frissons se manifestent, et l'enfant tombe dans un assoupissement qui résista à tous les moyens qu'on employa. Bientôt il eut cessé de vivre. »

Nous n'essaierons pas de dépeindre la désolation de cette pauvre mère. Bien vifs étaient ses regrets d'avoir suivi un conseil qui devait avoir pour elle des suites aussi terribles.

Il est évident qu'il n'y eut pas chez cet enfant assez de force pour réagir contre la sensation de froid que déterminait l'eau de la mer. La transpiration insensible fut très-probablement supprimée, et il en résulta une fluxion sur l'organe crânien que nul moyen ne put enrayer.

Nous n'avons pas besoin de dire combien serait grand le danger pour celui qui, en sueur, après une marche forcée, une course ou tout autre exercice, prendrait un bain de mer. Les maladies les plus graves pourraient en être la conséquence, comme elles pourraient, du reste, résulter de quelque bain froid que ce fût, ou de tout autre cause ayant une action analogue.

Mais il est un autre genre de sueur pour lequel les bains de mer ont été maintes fois conseillés. C'est cette sueur qui baigne presque continuellement le corps de certains individus, qui ne peuvent faire deux pas, exécuter le moindre mouvement sans qu'ils ne soient à l'instant tout en nage. C'est une sorte de supplice pour eux qu'un semblable état; car à cet inconvénient, qui est une véritable infirmité, il faut joindre la grande facilité qu'ils ont à contracter des affections catarrhales. Quelques médecins n'ont vu, dans ces conditions, qu'une faiblesse, une laxité du tissu cutané : ce qui leur a fait penser que l'indication à remplir était de donner du ton à cet organe ; et c'est dans cette intention qu'ils ont prescrit l'usage des bains de mer !

Il y a certainement, chez ces individus, autre chose qu'atonie de la peau ; isoler ainsi cette membrane du reste de l'économie n'est nullement rationnel. On pourrait, avec tout autant de raison, localiser cet état dans les vaisseaux exhalants, et dire que cette sueur si facile tient à un excès d'action de ces vaisseaux.

Ce qu'il y a de bien positif, c'est que la fonction qui se fait, chez tous les individus, par les vaisseaux exhalants est une fonction d'excrétion de la plus haute importance ; et si, chez certaines personnes, cette fonction n'est plus une transpiration insensible, si elle est remplacée par une sueur qui se montre presque à tout instant, à l'effort le plus léger, à la fatigue la plus nulle, il faut voir en cela non un phénomène purement local, lié uniquement au plus ou moins de laxité de la peau, mais un acte tenant à la manière d'être de toute la constitution. C'est parce que tout l'agrégat vivant est combiné de telle manière, qu'il y a chez ces individus des sueurs si faciles. Il se fait peut-être d'ailleurs, par cette voie, une excrétion qui supplée à quelqu'autre qui fait défaut autre part.

Quoi qu'il en soit de la cause de cette diaphorèse habituelle, quelque théorie que l'on adopte pour l'expliquer, il n'en est pas moins vrai qu'elle est une habitude pour l'économie, une habitude de la plus haute importance en raison de sa nature excrétoire et de la grande étendue de la surface cutanée. La supprimer, ou tâcher du moins de la diminuer, ne saurait entrer dans l'esprit d'un médecin éclairé. Et cependant il n'est que trop vrai que les bains de mer ont été conseillés, dans des cas semblables, dans le but de donner du ton au système cutané qu'on supposait affaibli, persuadé que l'on était, nous le répétons, que le phénomène était purement local, et en ne tenant aucun compte d'une habitude qu'on aurait dû respecter.

Voici quelques faits qui montrent le danger des bains de mer, même de courte durée, dans de pareilles conditions :

« M. N...., étudiant en médecine, âgé de 29 ans, d'un tempérament lymphatique, était sujet depuis quelques années à suer avec une facilité extraordinaire ; aussi prenait-il des catarrhes presque à tout instant. Voulant en finir avec un pareil

état qui devenait chaque jour plus insupportable,
il va prendre les bains de mer. La durée de chaque bain n'était que de quelques minutes. L'usage
en est poursuivi pendant quinze jours. Au bout
de ce temps, M. N...., se trouvant atteint d'une
angine assez intense, revient à Montpellier. Il lui
semblait toutefois que son système cutané s'était
fortifié; il suait moins facilement.

« Un mois plus tard, il avouait que son infirmité diaphorétique avait reparu telle qu'elle était
auparavant, et il avait encore son angine dont il
ne pouvait se débarrasser. »

Le sujet de cette observation a été quitte de
son imprudence pour une angine qui aura peut-
être persisté à l'état chronique; car elle prend
presque toujours cette marche dans de semblables conditions. Mais que la diaphorèse, au lieu
de reparaître avec son premier degré d'intensité,
eût diminué d'une manière plus ou moins notable; qu'elle ne fût devenue pour lui que ce qu'elle
est pour tous les individus en général, n'est-il
point probable que le mouvement fluxionnaire qui
s'était fixé sur le gosier, aurait envahi toute la
muqueuse respiratoire, et aurait même peut-être
atteint le parenchyme pulmonaire? Nous ne sau-
rions en douter. La marche des maladies est trop
connue pour qu'il pût en être autrement. L'habitude d'une sécrétion si abondante n'eût été supprimée qu'aux dépens des organes respiratoires.

Voici un autre fait du même genre, avec cette différence que les bains de mer ne se bornèrent pas à déterminer une angine, mais qu'ils amenèrent de plus un rhumatisme d'une violence extrême :

« M. X...., d'un tempérament lymphatique-nerveux, d'une assez bonne constitution, âgé de 30 ans, était atteint de ce que j'appellerai l'infirmité diaphorétique. Depuis le printemps jusqu'à la fin de l'automne, sa position était presque intolérable; il suait à la moindre fatigue; aussi, malgré toutes les précautions possibles, prenait-il maintes fois de simples catarrhes, tandis que d'autres fois il éprouvait de légères douleurs de rhumatisme. Il était d'autant plus contrarié de son incommodité que, chasseur intrépide, il était à peu près obligé de renoncer à sa passion favorite, qui devenait pour lui la cause de maladies fréquentes.

« M. X.... consulte un médecin. Celui-ci, ne voyant probablement pour indication que de fortifier le système cutané, prescrit les bains de mer ; M. X.... part pour Cette.

« Après quelques bains dont la durée était de cinq à dix minutes, M. X.... ne suait déjà presque plus, mais en revanche il était étonné d'éprouver une lassitude inaccoutumée, de ressentir quelques vertiges. Le sixième jour, après le bain du matin, il est pris d'un malaise extraordinaire, de céphalalgie, et bientôt de frissons qui, d'abord légers, ne tardent pas à se convertir en un froid intense. De la douleur au gosier, de la toux, des douleurs aux grandes articulations se font en même temps sentir.

« Le lendemain, ces symptômes ont augmenté et le malade se trouve atteint d'une angine et d'un rhumatisme articulaire portés à un degré d'intensité peu commun.

« Après un mois de traitement, M. X.... revenait chez lui avec son angine et son rhumatisme, qui tendaient à prendre une forme chronique.

« Deux années se sont écoulées depuis lors, et M. X.... en est toujours à suer comme avant d'aller à la mer. Il a de plus son angine et des douleurs rhumatismales qui s'exaspèrent à la plus légère occasion. »

Voilà donc un nouveau fait qui montre le danger des bains de mer dans de pareilles conditions. Ce danger est si évident, ressort tellement de la plus simple réflexion, qu'on se prend à ne pas comprendre comment un médecin a pu les prescrire dans de semblables circonstances. Jamais certainement la manie des localisations n'a été poussée plus loin. Ne voir pour indication, dans des cas pareils, qu'une peau à tonifier, c'est faire reculer la médecine à l'époque des méthodistes, où toutes les maladies étaient ramenées à deux états : *strictum* et *laxum*.

Ce qui conviendrait aujourd'hui à ce jeune

homme, ce serait l'usage des eaux thermales sulfureuses, de Cauterets de préférence. Il y trouverait un moyen, tonique et sans aucun danger pour l'organe tégumentaire, résolutif pour l'angine et les douleurs articulaires.

Voici un dernier fait de la même nature, dans lequel on verra que le malade a encore été plus maltraité :

« M. N...., habitant l'une de nos villes manufacturières, se trouvait dans des conditions identiques à celles des deux précédents. Plusieurs médecins qu'il avait consultés lui avaient dit que son état diaphorétique ne présentait aucune indication thérapeutique ; que l'espèce d'infirmité dont il était atteint était une de celles avec lesquelles il fallait savoir vivre. Un voyage fait à Paris en 1845 lui donna l'envie de prendre l'avis d'un médecin en réputation dans cette ville. Les bains de mer de courte durée furent prescrits. Leur résultat fut un catarrhe pulmonaire avec asthme symptomatique, qui a failli faire périr le malade, et qui aujourd'hui, bien que très-amendé, n'en existe pas moins et s'exaspère au plus léger refroidissement. »

Voilà donc, ce nous semble, bien établi que les bains de mer, même de courte durée, peuvent avoir une action fâcheuse, soit en supprimant la transpiration insensible, soit en diminuant l'intensité d'une diaphorèse habituelle, et surtout en l'arrêtant.

Ce danger n'a certainement pas échappé à la plupart des médecins ; aussi est-ce pour cela qu'ils ont prescrit dans ces circonstances, et dans bien d'autres du reste, des bains de très-courte durée, puisque le malade ne doit rester dans l'eau que dix, cinq et même trois minutes. Ils ont pensé que la réaction qui ne manquerait pas de les suivre, ferait disparaître toute chance fâcheuse, en donnant d'ailleurs plus de ton à la peau. Mais il n'est malheureusement que trop certain que les choses ne se sont pas toujours passées comme on l'espérait, et les quelques cas que nous venons de citer, auxquels nous pourrions en joindre d'autres, en sont certainement la preuve.

Un bain de mer de dix, de cinq, de trois minutes même, paraît pourtant au premier abord insignifiant par rapport aux accidents qu'il peut produire, et cependant, on le voit, il n'en est rien. Les forces de la vie ne peuvent pas toujours réagir, et l'action du froid, au lieu d'être salutaire, devient fâcheuse par le trouble qu'elle apporte dans des fonctions dont l'importance ne saurait être trop appréciée.

§ IV.

Il est évident que lorsqu'on prescrit des bains de mer de cinq à dix minutes de durée, on ne doit pas compter sur l'action des diverses substances qui entrent dans la composition de cette eau. L'absorption ne peut être que nulle ou à peu près nulle. L'effet que j'appellerai médicamenteux est certainement insignifiant, et il l'est d'autant plus que l'action du froid détermine dans l'organe cutané un état de spasme qui est tout à fait contraire à l'action d'absorption. C'est donc alors uniquement sur les effets de l'eau froide que l'on établit sa thérapeutique. Mais, s'il en est ainsi, pourquoi ces déplacements à distance souvent si grande, parfois si gênants, si dispendieux ? Il est vrai que le voyage, la distraction, le changement d'habitudes, l'exercice, l'air de la mer, n'ont pas une part minime dans les bons effets que l'on retire de ces eaux ; mais, dans toutes les familles, ces voyages ne sont pas possibles, et des bains de rivière qu'on a sous la main rendraient maintes fois des services à peu près équivalents.

Si les bains de mer de courte durée peuvent produire des accidents aussi graves, le danger ne doit-il pas être plus grand quand ils sont prolongés jusqu'à demi-heure, trois quarts d'heure, une heure ! Il faut nécessairement alors une somme

de forces radicales assez considérable pour dominer les effets de l'eau toujours plus ou moins
froide. Si ces forces font défaut, des affections diverses se développent ; tantôt les fonctions de la
peau s'arrêtent, et des mouvements fluxionnaires
s'opèrent sur les organes des cavités splanchniques ; tantôt des affections morbides qui étaient à
l'état latent, ou qui du moins n'avaient jusques là
montré que des symptômes insignifiants, trouvent
dans cette cause occasionnelle une énergie inat-
tendue qui leur donne un développement plus ou
moins subit, plus ou moins grand. Ainsi, combien
de fois n'a-t-on pas vu les bains de mer déterminer un rhumatisme chez des individus qui pouvaient y être prédisposés par l'hérédité, mais qui
pourtant n'en avaient pas été jusques là atteints !
Combien de fois n'a-t-on pas dû reconnaître dans
telle maladie des organes internes, survenue à
la suite de l'usage de ces bains, l'existence d'une
diathèse dartreuse ou teigneuse, dont les symptômes extérieurs n'avaient été que légers et avaient
disparu depuis longtemps ! Le vice goutteux lui-
même, dont parfois la manifestation avait été si
peu prononcée, si insignifiante, qu'on aurait pu
douter de son existence, a trouvé dans les bains
de mer une cause qui l'a dirigé sur les viscères
splanchniques.

Si les bains de mer ont pu, dans des conditions
semblables, par la perturbation fâcheuse qu'ils

22

apportent dans les mouvements de la périphérie,
amener l'éveil de diathèses qui jusques là n'avaient
fait que sommeiller ; s'ils ont déterminé l'invasion
de leurs manifestations locales sur les organes intérieurs, que ne doit-il pas arriver lorsque ces
bains sont pris par des individus atteints de quelqu'une de ces diathèses réellement déclarée et
offrant des symptômes plus ou moins intenses !
Ainsi, chaque année, la mer reçoit dans ses eaux
des malades atteints de dartres, de la teigne, de
la goutte, du rhumatisme ; on ne saurait élever
le moindre doute à cet égard ; nous en avons vu
nous-même un bon nombre qui avaient pris ces
bains dans de pareilles conditions. Or, nous nous
le demandons, à quels résultats fâcheux ne doit-
on pas alors s'attendre !....

§ V.

La diathèse scrofuleuse est l'affection pour laquelle les bains de mer semblent le mieux convenir, et cependant que de victimes ne font-ils pas
parmi les sujets atteints de cette maladie ! Que
de contre-indications ne trouve-t-on pas à leur
emploi ! Contre-indications par des forces insuffisantes, contre-indications par des organes internes malades ou disposés à l'être. Ainsi nous
avons vu envoyer à la mer des individus qui
avaient eu des hémoptysies, qui avaient une toux
plus ou moins ancienne. Or, avec de pareilles

contre-indications, il n'y a pas d'indication possible des bains de mer pour une tumeur blanche, une carie, un engorgement des ganglions, etc. Aussi avons-nous vu maintes fois périr, au bout d'un temps plus ou moins long, ceux qui avaient pris ces bains dans des conditions pareilles.

Et que n'en serait-il pas si l'on venait à suivre le conseil des médecins qui ont écrit que ces bains pouvaient être utiles dans la phthisie confirmée?...

§ VI.

Les bains de mer sont quelquefois prescrits en dehors de toute affection déterminée, uniquement pour fortifier une constitution débile, alors pourtant qu'il existe telle maladie d'un organe interne d'une certaine importance, ou qu'il y a du moins prédisposition à ce que cet organe s'affecte, soit sous l'influence de l'hérédité, soit de toute autre manière. Ainsi nous avons vu prescrire les bains de mer à des individus de divers âges sujets aux congestions cérébrales, aux maladies des voies respiratoires, du tube digestif, etc., ou qui y étaient du moins prédisposés. Quel résultat heureux pouvait-on espérer dans de pareilles circonstances? Non-seulement on ne parvenait pas à fortifier la constitution, mais on augmentait son affaiblissement par le développement d'une maladie nouvelle ou plus intense.

§ VII.

Les maladies nerveuses ou réputées telles sont souvent traitées aujourd'hui par les bains de mer. On prescrit leur usage pour les convulsions des enfants, pour l'hystérie, pour les douleurs nerveuses de la tête, de l'estomac, de l'utérus, etc. ; on les prescrit même pour les palpitations du cœur. Quelques succès ont pu être obtenus ; mais que de revers ne connaît-on pas ! Combien n'est pas importante la distinction de la maladie nerveuse que l'on a à traiter, et combien ne faut-il pas tenir compte de la cause qui l'a produite ! C'est dans ces deux ordres de conditions que doivent principalement être recherchées les indications et les contre-indications thérapeutiques, sans oublier toutefois l'existence de telle diathèse, de telle maladie ou susceptibilité d'organe, qui doivent influer puissamment sur la direction du traitement.

§ VIII.

Les fâcheux effets de la température peu élevée des bains de mer ne pouvaient échapper à l'observation des médecins ; leur action, maintes fois dépressive des forces ou répercussive des mouvements de la périphérie, devait tôt ou tard les amener à chercher un moyen qui paralysât cette funeste propriété. C'est dans cette intention que nous voyons l'eau de la mer enfermée dans des baignoires et élevée à telle chaleur voulue.

Mais de deux choses l'une : ou bien les bains, animés par une chaleur artificielle, ont une température telle que l'individu n'a aucune sensation de froid ni de chaud, et dans ce cas le thermomètre qu'on y place donne 27 degrés Réaumur environ; ou bien la température est au-dessous de ce degré, elle est à 25, 24, 23 degrés, etc., et alors il y a toujours une sensation de froid plus ou moins intense, et d'autant plus incommode que les mouvements qui pourraient la rendre plus supportable sont difficiles dans une baignoire. L'effet du bain, dans ce dernier cas, bien que la température de l'eau ait été élevée de plusieurs degrés, puisque dans la mer elle a rarement plus de 18 degrés, n'en est pas moins à craindre; cet effet peut être dépressif des forces; il peut être répercussif; il est susceptible de produire telle affection morbide. Dans l'autre cas, celui où le bain a reçu une addition de calorique qui enlève toute sensation de froid, on a privé l'eau de mer de la principale vertu qu'on y recherche, l'action tonique, qui tient par dessus tout à sa température peu élevée. L'avantage qui semblerait résulter de cette sorte de bains est donc nul ou à peu près nul.

§ IX.

L'action tonique des bains de mer a été d'ailleurs singulièrement expliquée, exagérée, par bien des médecins. Ils ont cru que cette action tonique se montrait à peu près indifféremment à tous les âges et qu'on pouvait les prescrire, dans la plupart des cas, à la suite de presque toutes les maladies où il y avait faiblesse. Or, il y a là une grande erreur. L'action des bains de mer est tonique, mais elle n'est telle que pendant une certaine période de la vie, et encore même n'est-ce que pour des cas parfaitement déterminés.

L'action des bains de mer est, on peut le dire, presque spécifique ; elle convient à tel âge et dans telles conditions ; elle n'existe plus dans les autres. Bien plus, cette action, qui était alors salutaire, devient, soit plus tôt ; soit plus tard, nulle ou même funeste.

L'action tonique des bains de mer semble en quelque sorte spécifique pour favoriser le développement de la constitution, tant que le corps n'a pas acquis son entier développement, c'est-à-dire jusqu'à l'âge de dix-huit à vingt ans. Administrés pendant cette période de la vie, en supposant toutefois que leur indication soit bien établie, ils augmentent la somme des forces radicales, et favorisent le développement des organes par l'heureuse influence qu'ils apportent dans les fonctions de la digestion, de la nutrition, etc. On ne saurait douter de leur vertu dans ces circonstances. Mais administrés trop tôt, chez de très-jeunes enfants, par exemple, ou plus tard chez des adultes, il n'en est plus ainsi. Chez les très-jeunes enfants, en effet, il n'y a pas assez de forces pour supporter leur action, pour éloigner toute idée de danger, tandis que chez les adultes, outre qu'ils sont administrés à une époque où le corps a depuis longtemps acquis son entier développement, ils trouvent moins de force expansive vers la périphérie et une plus grande tendance à la suppression des mouvements physiologiques ou pathologiques qui s'opèrent à l'extérieur.

Quant à l'âge avancé, il forme une contre-indication formelle aux bains de mer, et cependant on les a prescrits à des vieillards !

§ X.

Nous émettrons donc, pour base de notre travail, les propositions suivantes :

1º Que l'action des bains de mer est tonique, et que cette action est due tout à la fois et à leur composition chimique et au peu d'élévation de leur température ;

2º Que cette action n'est susceptible d'être telle, que tout autant qu'il y a assez de forces pour que la réaction puisse se faire avec facilité ;

3° Que lorsque les forces ne sont pas suffisantes, l'action des bains de mer devient dépressive de ces forces ; qu'elle peut arrêter certaines fonctions physiologiques ou morbides, et porter sur les organes internes les mouvements qui se faisaient vers l'extérieur ;

4° Que ces derniers effets peuvent être produits, alors même que les forces existent à un haut degré, par le fait seul de la propriété répercussive de ces bains ;

5° Que la chaleur artificielle que l'on donne à ces eaux rend leur action nulle ou à peu près nulle, lorsque leur température est telle qu'elles ne donnent pas au corps qui y est immergé la sensation de froid.

Nous allons développer plus amplement ces diverses propositions, en avertissant toutefois, que nous prenons la question au point de vue général, ne nous refusant pas à admettre qu'il ne puisse s'offrir des exceptions à ce que nous avons à dire ou déjà dit sur ce sujet. Mais on nous permettra d'ajouter, que ce n'est pas sur des exceptions que le médecin peut s'appuyer pour prescrire un moyen thérapeutique aussi dangereux que les bains de mer.

DEUXIÈME PARTIE.

L'action des bains de mer, nous l'avons déjà signalé, est tonique ; elle augmente la somme des forces radicales, et, sous cette influence, les divers appareils, les divers organes, acquièrent une vie nouvelle. Mais pour que cette action soit telle, il faut des conditions particulières qui se trouvent dans l'âge, le tempérament, la constitution, etc. ; il faut que ces eaux aient leurs indications dans telle affection, et que ces indications ne soient pas annihilées par telle autre affection, telle maladie d'organe, etc. Avant d'examiner la question à ces divers points de vue, nous avons besoin de jeter un coup d'œil sur les bains de mer en eux-mêmes.

Les bains de mer, nous l'avons déjà dit, donnent toujours une sensation de froid, qui présente quelques différences selon l'âge, le tempérament, la constitution, etc. Mais il est, en outre, une différence qui tient à ce que ces bains sont pris dans l'Océan ou dans la Méditerranée.

L'eau de l'Océan a, en effet, une température moins élevée que celle de la Méditerranée. La différence est de 3 à 5 degrés Réaumur. Pour ce qui est de la composition chimique, on avait toujours cru, d'après les analyses qui en avaient été faites, que l'eau de la Méditerranée était plus chargée de matières salines; cependant il semblerait, d'après les expériences de Bouillon-Lagrange et Vogel, que la différence serait en faveur de l'Océan, toutefois pour une quantité minime (1).

Si à cette condition d'une température plus élevée de l'eau de la Méditerranée, nous joignons celle du climat si doux, si beau sur les bords de cette mer; si variable et bien moins chaud sur les bords de l'Océan, nous verrons que l'avantage est tout pour la première. Quand on aura donc à choisir, il n'y aura pas à hésiter, surtout si l'on a affaire à des individus délicats, et l'on sait qu'il en est presque toujours ainsi.

---

(1) Analyse chimique de l'eau de la mer d'après Bouillon-Lagrange et Vogel, sur 100 grammes :

EAU DE L'OCÉAN.			EAU DE LA MÉDITERRANÉE.		
Hydrochlorate de soude.	25 g.	10	Hydrochlorate de soude.	26 g.	10
Id. de magnésie.	3	50	Id. de magnésie.	5	25
Sulfate de magnésie...	5	78	Sulfate de magnésie...	5	25
Carbonate de chaux...	5	78	Carbonate de chaux...	0	15
Id. de magnésie.	0	20	Id. de magnésie.	0	15
Sulfate de chaux.....	0	15	Sulfate de chaux....	0	15
Id. de soude...,...	0	12	Id. de soude.....	0	14
	40 g.	63		37 g.	19

La durée d'un bain pris dans la mer, à la *lame*, doit nécessairement varier. Elle ne saurait être évidemment moindre de trois minutes ; on ne peut la porter au delà de trois quarts d'heure à une heure.

Et ici encore nous devons noter la différence qui tient à ce que le bain est pris dans la Méditerranée ou dans l'Océan. Tel sujet, en effet, qui supporterait facilement un bain de demi-heure dans la Méditerranée, ne pourra pas le prolonger au delà d'un quart d'heure dans l'Océan. C'est, du reste, dans cette mer que l'on est obligé de ne donner au bain que quelques minutes de durée ; car, dans la Méditerranée, on peut généralement les prolonger davantage.

Quand le bain est de courte durée, de trois à dix minutes, on ne saurait s'attendre, comme nous l'avons déjà signalé, à une action quelconque sur l'économie de la composition chimique de cette eau ; l'absorption peut d'autant moins se faire, qu'il y a, dans le premier temps de l'immersion, un état de spasme général qui s'oppose à ce que les vaisseaux absorbants puissent remplir leurs fonctions. Si les bains doivent produire alors de bons effets, c'est par leur température peu élevée. Ces effets sont une action tonique, résultat de deux périodes : 1° une période de froid, de spasme, de concentration qui dure ordinairement tout le temps que l'individu est

dans l'eau, avec une intensité plus grande cependant dans les premiers moments de l'immersion, et qui est toujours en rapport direct avec la
somme des forces ; peu marquée si les forces sont
à un assez haut degré ; d'autant plus prononcée,
au contraire, qu'elles font défaut ; 2º une période
de réaction, due à une sorte d'exaltation du principe de la vie, qui, par une énergie nouvelle,
cherche à détruire les effets produits dans la période de froid. C'est dans la succession de ces deux
périodes que réside en grande partie la vertu des
bains de mer. Mais si la deuxième période ne peut
se développer, s'il n'y a pas assez de forces radicales pour surmonter la dépression qu'elles ont
subie dans la période de froid, alors les conditions
sont mauvaises et les plus fâcheux résultats sont à
craindre. C'est dans ces circonstances que la mort
peut arriver par la seule dépression de ces forces ;
c'est alors aussi que des affections parfois très-
graves sont susceptibles de se manifester.

Le bain de mer a communément une durée plus
considérable ; on le prolonge jusqu'à demi-heure,
trois quarts d'heure, une heure même. Son action
doit être alors évidemment plus prononcée, d'une
manière générale. L'action tonique du froid est
plus soutenue, et l'on peut bien mieux compter
sur l'absorption des substances salines que con-
tiennent ces eaux. Mais, nous avons à peine
besoin de le dire, il faut ici une somme assez

élevée de forces radicales ; car plus la période de froid est prolongée, plus il faut de ces forces pour la supporter. Or, on ne les trouve pas toujours, bien s'en faut, à un degré suffisant, et parfois même, alors que ces forces ne laissent rien à désirer, on rencontre dans l'économie telle indication qui empêche de donner à ces bains une durée aussi longue.

Nous avons déjà dit qu'on avait eu depuis quelque temps l'idée de faire prendre des bains avec l'eau de mer chauffée à telle température voulue, soit en raison des accidents qu'on avait vu résulter des bains dits à la *lame*, soit parce que la sensation de froid qu'ils donnent est tellement insupportable à certains sujets, aux enfants, aux personnes débiles surtout, que leur usage est impossible.

Or, quand ces bains sont mis à la température extérieure du corps, c'est-à-dire qu'on leur donne 27 degrés Réaumur environ, l'effet qu'on en espère est, comme nous l'avons remarqué, nul ou à peu près nul. L'absence de la sensation de froid leur enlève leur vertu tonique.

Ce résultat négatif de l'eau de la mer mise à la température du corps est si bien connu, qu'il est rare que l'on veuille s'en tenir à ces sortes de bains ; on ne les emploie que comme moyen de transition, pour arriver à faire supporter le bain à la lame. Dans ce cas, l'eau du bain est mise chaque jour, ou du moins progressivement, à un degré plus bas, de manière à finir par se rapprocher de la température de l'eau de la mer. Ainsi, le bain doit être successivement pris à 26, 25, 24, 23 degrés Réaumur, et quand on est arrivé à ce dernier degré ou à peu près, le sujet peut prendre le bain dans la mer. La durée du bain est en raison inverse de sa température ; elle est d'autant moindre que le bain est plus froid ; quelques minutes suffisent pour celui-ci ; les premiers bains pris ensuite dans la mer ne doivent être que de quelques minutes ; s'ils sont bien supportés, on les prolonge chaque jour davantage.

Certainement tout cela est fort beau en théorie ; cette gradation du bain tempéré au bain en pleine mer est séduisante ; mais malheureusement l'expérience montre qu'elle ne peut être généralement suivie. En effet, s'il est quelques enfants qui semblent s'en accommoder, il en est un plus grand nombre qui ne supportent pas mieux les bains de baignoire à 25 degrés Réaumur que ceux de mer dont la température est bien plus basse. Et ces bains ne se bornent pas à produire, chez eux, une sensation de froid insoutenable ; ils sont encore presque aussi susceptibles que les bains pris en mer d'amener des affections morbides plus ou moins graves.

Il ne faut donc pas être trop confiant dans ce mode de gradation des bains, et s'imaginer que l'économie va s'accommoder le lendemain d'un bain mis à une température qu'elle n'aurait pas supportée la veille ; la nature ne change pas si vite de manière d'être et de sentir ; un temps bien plus long serait nécessaire pour qu'il en fût ainsi, et il dépasserait certainement la durée d'une saison pour si prolongée qu'elle fût.

Ce n'est du reste que tout autant que le bain à une durée si courte, qu'il constitue plutôt une immersion qu'un vrai bain, que cette gradation peut offrir quelque avantage, et encore même combien n'est-il pas d'enfants qui ne peuvent s'y faire !

Enfin, il ne faut pas se le dissimuler, quand un enfant n'a pas assez de force pour supporter, de prime abord et sans ces bains préalables de baignoire, un bain pris en mer, dans la Méditerranée surtout, de quelques minutes de durée, il vaut mieux y renoncer. On l'expose à trop de dangers pour un résultat qui n'est pas toujours certain. Il faut différer jusqu'à une époque où la constitution, soutenue par un peu plus d'âge, pourra mieux dominer la température peu élevée de l'eau.

Quant au nombre de bains à prendre par jour, il n'y a rien d'absolu à cet égard. S'ils sont bien supportés, rien ne s'oppose à ce qu'on en prenne deux. Les individus faibles sont souvent forcés de s'en tenir à un seul.

Pour ce qui est enfin de l'eau de mer prise en boisson, tout ce que nous en dirons, c'est que les inconvénients qu'elle présente dépassent certainement ses avantages. Bien peu d'estomacs peuvent la tolérer, même affaiblie et à petite dose.

Les diverses conditions qui doivent du reste servir de guide dans la prescription des bains de mer, sont l'âge, le tempérament, la constitution, l'idiosyncrasie, l'existence de telle ou telle affection, l'état des organes intérieurs, etc. Nous allons nous occuper successivement de ces diverses questions.

§ Ier

L'*Age* doit être pris en grande considération dans la prescription des bains de mer. En effet, d'un côté, l'âge donne la mesure des forces radicales; d'un autre, il apprend qu'à telle époque ces bains sont à peu près sans objet, ou même dangereux.

Chez les très-jeunes enfants, il y a beaucoup de forces agissantes, mais peu de ce que nous appelons ici *forces radicales* (forces en réserve). Or, s'il y a peu de forces radicales chez les enfants, il est évident qu'on doit apporter beaucoup d'attention dans la prescription des bains de mer chez eux. Il faut, en effet, que l'économie puisse réagir contre la période de spasme, de concentration, de dépression des forces, que la température plus ou moins froide de l'eau de la mer détermine. Si cette réaction ne se fait pas facilement, l'enfant court des dangers plus ou moins grands.

On envoie à la mer des enfants âgés de trois ans, de deux ans même, dans l'intention de les fortifier, de modifier leur tempérament d'une manière avantageuse, de conjurer une diathèse scrofuleuse commençante. Voilà certainement une indication réelle; mais n'y a-t-il pas aussi une contre-indication non moins positive à cette prescription? Y a-t-il à cet âge, nous le redisons, assez de forces pour réagir facilement contre le froid du bain, du moment surtout où il ne s'agit guère que d'enfants faibles, délicats? N'a-t-on pas à craindre une prolongation de la période de contraction, de dépression des forces? Et ne sait-on pas que les accidents les plus graves sont alors à craindre?

Nous ne nierons pas que de bons effets n'aient été obtenus à cet âge peu avancé; mais qui osera soutenir qu'il n'y a pas eu des victimes? Ces cas de succès ne suffiront certainement pas pour nous engager à conseiller, à cette époque, du moins d'une manière générale, un moyen thérapeutique qui peut être aussi funeste. Nous ne pourrions nous y décider que tout autant que le bon état de la constitution nous laisserait sans crainte à cet égard et pour des cas exceptionnels que nous ferons connaître plus tard.

Nous croyons que l'âge doit être plus avancé ; nous voulons être sûr que les forces seront suffisantes pour réagir contre le froid d'un bain, alors même que sa durée sera courte comme elle doit l'être à cette époque. L'âge de quatre à cinq ans, au moins, nous semble nécessaire ; et encore même faut-il que la constitution ne soit pas trop faible ; car, dans ce cas, on doit attendre plus longtemps. L'époque de la vie qui nous paraît la meilleure pour faire usage de ces bains, est celle qui va de six à seize ans. C'est pendant cette période que le corps prend surtout son développement, et que toute influence qui peut le favoriser a de l'avantage. La durée du bain peut non-seulement être plus longue, mais la réaction se fait avec plus de facilité et avec une énergie salutaire. De seize à vingt ans, ils sont encore avantageux ; mais plus tard, alors que le corps a pris son entier développement, leur utilité est loin d'être la même, et elle est d'autant plus douteuse, qu'on avance dans l'âge adulte.

Nous l'avons, en effet, déjà dit en commençant, l'action tonique des bains de mer est en quelque sorte spécifique ; elle semble avoir pour objet principal de favoriser le développement du corps dans le jeune âge et l'adolescence ; et si elle exerce aussi une influence salutaire sur certaines affections, et notamment sur l'affection scrofuleuse, ce n'est guère que dans cette période de la vie. Le corps une fois développé, l'action tonique de ces bains n'est plus la même, et l'affection scrofuleuse n'en reçoit plus une modification aussi marquée.

De vingt à trente ans cependant, les bains de mer peuvent offrir, dans certains cas, des résultats avantageux. On peut même en obtenir de trente à quarante ans. Mais à quarante-cinq, à cinquante ans, que peut-on en attendre? Combien d'autres moyens ne leur sont pas préférables à cet âge! Ce n'est certainement pas pour modifier, changer un tempérament qu'on pourra les prescrire, car un tempérament reste alors ce qu'il est, du moins lorsqu'il n'est pas soumis à d'autre action que celle-là. Ce n'est pas davantage pour fortifier une constitution débile, car celle qui jusque-là a été faible ne deviendra certainement pas plus forte; et celle qui l'a été par suite de maladie trouvera d'autres moyens plus efficaces et moins dangereux pour se refaire. Ce sera peut-être pour une affection scrofuleuse; mais alors ces eaux ne trouveront plus des conditions aussi favorables pour agir, et le résultat qu'on en obtiendra sera communément à peu près nul.

Et dans les cas d'ailleurs où l'on a cru pouvoir noter une amélioration du côté d'une tumeur blanche, d'une carie, d'un engorgement des ganglions lymphatiques, cette amélioration n'avait lieu bien souvent qu'aux dépens de l'organe pulmonaire, qui tôt ou tard était envahi par la fluxion que les bains de mer avaient chassée de l'extérieur; alors survenait une phthisie dont il n'existait auparavant aucun symptôme.

On peut compter, nous le répétons, sur l'influence des bains de mer par rapport à l'affection scrofuleuse, tant que le développement du corps n'est pas complet; mais cette période de la vie une fois passée, les bains de mer ne sont plus aussi efficaces, bien s'en faut; on ne doit pas s'attendre à de grands effets de leur part.

Il importe d'ailleurs de remarquer, qu'il est certaines affections qui sommeillent dans le jeune âge, et qui, lorsque vient la fin de la jeunesse, ou qu'arrive surtout l'âge adulte, font leur apparition, soit sans cause appréciable, soit surtout sous l'influence d'une cause occasionnelle. Ainsi l'affection rhumatismale, qui est fort rare chez les enfants et les adolescents, ne commence guère à se montrer que lorsque le développement du corps est entier, c'est-à-dire vers l'âge de vingt ans. Plus tard, elle est bien plus fréquente, soit parce qu'il y a à cette époque moins d'expansion vers la périphérie, soit parce que c'est le moment marqué pour le développement de cette affection. On s'expose donc, pour un résultat fort douteux, généralement parlant, à ajouter à la maladie que l'on a, une maladie nouvelle.

Que l'on fasse d'ailleurs attention à la tendance qu'ont, dans l'âge adulte, les scènes morbides à s'opérer dans les cavités splanchniques, et notamment dans le bas-ventre et la poitrine. C'est dans cette période de la vie, en effet, que les mouvements fluxionnaires qui, jusques là s'étaient faits à l'extérieur, montrent moins d'activité dans leur effort centrifuge ; il y a une sorte de langueur insolite dans les éruptions diverses qui se font sur le système cutané. C'est alors surtout que l'on voit se produire les maladies de l'estomac et des intestins, les maladies du foie ; c'est alors que les catarrhes pulmonaires, que l'asthme, que les épanchements pleurétiques sont bien plus fréquents.

N'est-ce pas d'ailleurs qu'à cet âge la vie, même dans l'état physiologique, semble languir à la surface cutanée. L'homme est plus sensible au froid, il éprouve le besoin d'ajouter chaque jour à la chaleur de ses vêtements. Il y a donc nécessairement par suite ralentissement dans cette importante fonction de dépuration appelée *transpiration insensible*. Et si, au lieu de favoriser cette transpiration par des moyens convenables, on vient prescrire des bains de mer, il est bien évident qu'on la rendra plus difficile, et que telle ou telle affection morbide aura chance de se développer.

Le très-jeune âge et l'âge adulte confirmé nous

semblent donc contre-indiquer d'une manière générale, l'emploi des bains de mer. Les forces radicales ne sont pas suffisantes dans le premier, les forces agissantes à la périphérie tendent trop à languir dans le second.

Quant aux vieillards, qu'avons-nous besoin d'ajouter que les bains de mer ne peuvent que leur être très-contraires. La vie languit trop chez eux à l'extérieur ; les vêtements les plus chauds, le foyer le plus ardent ne les réchauffent qu'à peine. Plus de mouvements vers la peau chez eux ; les éruptions de diverses natures ont disparu ; les articulations même ne reçoivent plus les mouvements fluxionnaires qui s'y étaient montrés pendant de longues années. Et cependant les diathèses existent ! Elles existent même d'autant plus qu'il y a moins de forces ; mais comme il n'y a plus assez de vie pour porter au-dehors leurs manifestations locales, ces manifestations se concentrent à l'intérieur sur les viscères splanchniques ; c'est le foie, l'estomac, le poumon, le cœur, etc., qui deviennent leurs aboutissants. Or, prescrire les bains de mer dans de semblables conditions, c'est diminuer encore plus la vie à l'extérieur ; c'est donner plus de chances au développement des fluxions sur les organes internes. Ce résultat est inévitable et si évident, que nous n'aurions pas cru nécessaire de toucher à cette question si nous n'avions pas lu, dans des ouvrages écrits sur cette matière, que des vieillards avaient réellement été envoyés à la mer pour y prendre des bains à *la lame.*

C'est pour les individus de cet âge que l'on a quelquefois chauffé l'eau de la mer dans des baignoires. Mais ces bains à la température extérieure du corps n'ont plus sur l'économie qu'une vertu bien douteuse, pour le vieillard surtout ; aussi celui-ci n'a-t-il aucun résultat avantageux à en espérer. Et d'ailleurs, qui ne sait que les bains, quels qu'ils soient, ne conviennent plus à un âge avancé ; ils favorisent trop les mouvements fluxionnaires vers l'organe crânien, où ils n'ont que trop de tendance à se porter. Il faut donc s'en abstenir à cette époque de la vie.

§ II.

Le *Sexe* apporte quelques conditions particulières dans les indications des bains de mer. Ces conditions tiennent à la fonction menstruelle.

On envoie souvent à ces bains de jeunes filles qui se trouvent à l'époque où la menstruation devrait se faire, c'est-à-dire vers l'âge de quatorze à quinze ans, et on les y envoie dans l'idée que ces eaux, en fortifiant leur constitution, amèneront plus d'activité vers les organes de la génération. Or, il y a ici à établir des distinctions importantes, que nous avons vu plusieurs fois méconnaître.

Si la constitution de la jeune fille n'est pas trop faible, si elle peut facilement dominer la température peu élevée de l'eau de la mer, ses forces y trouvent un accroissement qui apporte plus tard une énergie plus grande dans le développement de la menstruation ; cela est vrai.

Mais si la constitution est par trop affaiblie, les conditions ne sont plus les mêmes ; les bains de mer, au lieu d'avoir une action favorable sur l'apparition des menstrues, peuvent les retarder, ou même amener le mouvement fluxionnaire vers des organes plus ou moins essentiels à la vie. Nous l'avons déjà dit, en effet, il y a dans les bains de mer, lorsqu'ils ne trouvent pas assez de forces pour réagir, une action qui éloigne les mouvements de la périphérie, qui les porte à l'intérieur. Or, dans ce cas, le froid qui frappe les parties externes de la génération, transmet par sympathie son action à l'utérus et en éloigne les mouvements vitaux qu'il serait si important au contraire d'y amener. Et, dans ces circonstances, tantôt il n'y a qu'un simple retard dans l'apparition des menstrues, la constitution en éprouvant toutefois un dérangement plus ou moins notable, tantôt l'effort menstruel, contrarié sur l'organe qui lui est propre, se porte vers un autre viscère, tel que le poumon, l'estomac, les intestins, etc.

D'autres fois, les bains de mer sont prescrits à la jeune fille qui, à la veille d'éprouver le phé-

nomène de la menstruation, est en proie à des
coliques plus ou moins vives; ils sont prescrits
encore dans cette idée, qu'en fortifiant la constitution, on forcera les règles à paraître, et alors,
se dit-on, les coliques cesseront. Mais cette théorie est formellement démentie par ce qui arrive.
La sensation de froid produite par l'eau de la mer,
éloigne d'autant plus les mouvements de la surface interne de la matrice, et les coliques ne font
qu'augmenter en intensité. Parfois le mouvement
s'éloigne de ces régions en se portant sur un organe nécessaire à l'existence.

On a été encore plus loin. On a prescrit les
bains de mer chez la jeune fille délicate, alors
qu'avec l'aménorrhée existait telle maladie qui
eût dû apporter une contre-indication formelle à
leur emploi. On croyait qu'en fortifiant la constitution, en améliorant l'état général, cette maladie
dont on ne tenait pas suffisamment compte dispa-
raîtrait. Il y avait là une grande erreur. Ainsi, on
a envoyé à la mer de jeunes filles qui, avec un
défaut de menstruation, étaient atteintes d'angine,
de catarrhe pulmonaire, de gastrite, de gastralgie,
d'hystérie, d'épilepsie, etc. On espérait que la
constitution, en se fortifiant, amènerait une menstruation plus facile et que les maladies concomi-
tantes disparaîtraient. Or, il n'en a rien été; les
bains de mer prescrits sous ces conditions ont été
plus ou moins funestes. Au lieu de porter un effet

primitif, salutaire, sur l'état général, ils n'ont fait qu'exaspérer les fluxions, le spasme, la gastralgie, et par suite la constitution en a été plus profondément détériorée, la mort même est arrivée.

Les bains de mer sont encore fréquemment pleins de danger chez la jeune fille, la jeune femme, qui éprouvent une diminution dans l'évacuation menstruelle. Ils peuvent supprimer complétement le flux, et amener par suite les mouvements fluxionnaires sur des organes internes.

« Nous avons vu périr, il y a quelques années, une jeune femme d'une beauté remarquable, à qui les bains de mer furent prescrits dans ces conditions, parce qu'il lui était survenu en même temps un léger engorgement des ganglions lymphatiques du cou. Les bains de mer supprimèrent complétement le flux ; de la toux se manifesta, et la malade périt quelques mois après de la phthisie pulmonaire. Avant d'aller à la mer, elle n'avait jamais toussé ; sa santé avait toujours été bonne, et la phthisie était inconnue dans sa famille. »

Si au lieu de prescrire à cette femme les bains de mer qui eurent une si fâcheuse influence sur l'évacuation périodique, on eût mis en usage des moyens plus rationnels, moins dangereux, le flux se fût peut-être complétement rétabli, et l'engorgement des ganglions du cou eût pu dès lors disparaître.

L'époque où les menstrues ont cessé de se montrer, c'est-à-dire l'âge de quarante-cinq ans environ, devrait, d'après ce que nous avons déjà dit sur l'inconvénient, les dangers même des bains de mer à cette période de la vie, chez tous les individus en général, éloigner de l'idée de les prescrire dans ce moment, et cependant on voit tous les ans des femmes de cet âge s'acheminer vers ces eaux. Dans quel but les y envoie-t-on ; quelle indication veut-on remplir ? On les y envoie le plus souvent parce que leur constitution a plus ou moins souffert dans cette époque critique. Tantôt ce sont des hémorrhagies abondantes qui ont amené son affaiblissement ; tantôt c'est la cessation du flux périodique qui a engendré un malaise inaccoutumé, des perturbations dans les fonctions de tel système, de tel appareil, de tel organe.

Mais, dans le cas d'affaiblissement de la constitution par ces métrorrhagies, les bains de mer sont dangereux ; ils le sont parce qu'il est à craindre qu'ils ne trouvent pas assez de forces radicales pour réagir ; ils le sont encore parce que leur action répercussive tend à amener sur les articulations ou sur les organes intérieurs les mouvements fluxionnaires qui ont tant de tendance à succéder à la cessation des menstrues.

Nous pourrions citer plusieurs faits à l'appui de ce que nous avançons, si nous ne les jugions complétement inutiles. Ce sont presque des vérités de doctrine qu'il suffit de rappeler.

Les bains de mer ont tout autant d'inconvénient chez les femmes qui éprouvent ces perturbations, ces inquiétudes vitales qui succèdent à la cessation des menstrues. Ces perturbations, si elles étaient bien traitées, iraient en s'affaiblissant ; on prescrit les bains de mer, et leur usage ne fait que les exaspérer. On voit alors une migraine légère provoquer des congestions cérébrales, des accès insignifiants de dyspnée se changer en une sorte de suffocation, l'estomac repousser les aliments, etc. Il est vrai qu'il est difficile alors de calmer l'imagination de certaines femmes ; qu'il est bon quelquefois de leur conseiller les distractions, les voyages ; mais encore vaudrait-il mieux leur prescrire d'autres eaux ou bien même un remède insignifiant, que de leur ordonner les bains de mer dangereux à cet âge, dangereux surtout à cette époque critique.

Nous avons enfin lu, dans des travaux destinés à célébrer la vertu des bains de mer, que des femmes affaiblies par des couches laborieuses avaient été soumises à leur usage pour y recouvrer leur santé première. Mais ces femmes n'allaitaient certainement pas, et quand il n'en est pas ainsi, ne sait-on pas combien sont fréquentes les douleurs rhumatismales ; ne sait-on pas qu'il survient aussi parfois des fluxions sur les organes intérieurs ? Alors on dit dans le vulgaire que le lait s'est porté sur les parties atteintes. Que peut-il donc survenir si ces femmes affaiblies prennent les bains de mer? Il arrivera que ces fluxions articulaires ou viscérales seront à peu près inévitables, en raison de l'action des bains de mer qui ne manquera pas de leur être favorable.

On voit d'après cela combien les fonctions propres à la femme exigent de circonspection dans la prescription des bains de mer.

§ III.

Le *Tempérament* est une des conditions qui influent le plus fréquemment dans la prescription des bains de mer.

Le tempérament *lymphatique* est celui qui donne le plus souvent occasion de les prescrire. Il constitue, en effet, une prédisposition à l'affection scrofuleuse; on peut dire qu'il lui donne la main. Il suffit que ce tempérament soit très-prononcé, pour que cette affection se développe à la plus légère occasion. Il y a donc indication de le corriger, de tâcher de le rendre un peu sanguin. Les moyens pour y parvenir sont connus; ils consistent dans une bonne administration des six choses dites *non-naturelles*, et dans quelques médicaments toniques. Les bains de mer concourent puissamment à seconder cette action. Mais il importe que les forces ne fassent pas trop défaut, sans quoi la réaction est impossible. Il faut se guider, pour apprécier la somme de ces forces, sur l'âge, ainsi que nous l'avons signalé, et sur la constitution, comme nous l'expliquerons dans un instant. Des forces insuffisantes exposent, en effet, aux plus grands dangers, soit par la dépression directe de ces forces, soit par le développement de telle ou telle affection morbide.

Quand les bains de mer ne trouvent pas de contre-indication chez les individus de ce tempérament, et que leur action est d'ailleurs soutenue par une bonne diététique, on en obtient des résultats quelquefois très-remarquables.

Le tempérament *nerveux* offre des variétés dans le mode d'action sur lui des bains de mer. On peut toutefois dire d'ores et déjà que ces bains sont mal supportés généralement par les individus de ce tempérament. Quel est, en effet, le propre de ce tempérament? C'est de montrer unie à une faible somme de forces radicales une grande sensibilité. Or, quelle est la condition principale pour obtenir des résultats avantageux des bains de mer? C'est qu'il y ait une somme suffisante de forces pour réagir, pour résister à l'action dépressive du froid, pour que cette action puisse devenir tonique. Si les forces font trop défaut dans ce tempérament, peut-on espérer cet effet salutaire?...... Il y a, en outre, une grande sensibilité. Mais par cet excès de sensibilité, la sensation que produit la température peu élevée de l'eau de la mer, devient presque insupportable ; la dépression des forces, l'état de spasme, sont portés à un plus haut degré, et la réaction se montre par suite plus difficile ou incomplète. Aussi les individus de ce tempérament, quel que soit leur âge, supportent-ils fort mal, comme nous venons de l'avancer, les bains de mer. Il y a pourtant des exceptions à cette règle. On voit, en effet, de jeunes sujets de ce tempérament finir par s'habituer à ces bains et présenter par leur usage une amélioration réelle dans l'état de leur constitution. Mais ces exceptions ne se montrent guère que lorsque le tempérament nerveux n'est pas trop prononcé, que la constitution n'est pas trop faible et qu'une bonne diététique vient seconder l'action des bains.

Le tempérament *bilieux* n'offre en lui-même aucune indication à l'emploi des bains de mer. Ce n'est que tout autant qu'à ce tempérament vient se joindre quelque affection morbide, telle, par exemple, que l'affection scrofuleuse, ce qui n'est pas rare, qu'on peut avoir à conseiller leur usage.

Le tempérament *sanguin* est de tous celui qui rend le moins nécessaire la prescription de ces eaux, soit parce qu'il a assez de forces en lui-même sans avoir besoin de celles que peuvent donner les bains de mer, soit parce qu'il est en quelque sorte l'antagoniste de l'affection scrofuleuse qui en fournit l'indication la plus commune.

Ce que nous disons pour ces tempéraments *types*, doit guider dans ce qu'il y a à faire pour les tempéraments composés, tels que le tempérament lymphatique-nerveux, bilieux-lymphatique, lymphatique-sanguin, etc.

§ IV.

La *Constitution*, qu'il ne faut pas confondre avec le tempérament, doit être consultée avec le plus grand soin dans la prescription des bains de mer. La constitution fait connaître la somme des forces, comme le tempérament indique leur *aptitude*. La constitution peut être *forte*, *faible* ou à des *degrés intermédiaires*.

Une constitution forte n'a peut-être jamais nécessité l'emploi des bains de mer. Elle n'a pas besoin, en effet, d'être fortifiée, et elle est incompatible avec l'affection scrofuleuse, celle de toutes les affections morbides qui réclame le plus souvent l'usage de ces bains. C'est pour des constitutions faibles qu'on les prescrit communément. Mais il importe d'apprécier avec soin le degré de faiblesse auquel elles se présentent ; car si ce degré est trop prononcé, il y a contre-indication formelle à leur usage ; et c'est parce qu'on méconnaît cette contre-indication que l'on voit maintes fois survenir des accidents fâcheux. En effet, si la faiblesse est trop marquée, la température peu élevée de l'eau amène une dépression des forces telle que toute réaction est impossible, et que la mort peut en être l'effet direct ; ou bien il survient telle affection morbide plus ou moins grave à laquelle le malade ne peut souvent pas résister.

Il est d'ailleurs de la plus grande importance de faire pour la constitution une distinction qu'on ne néglige que trop souvent, surtout à propos de ces bains, c'est la distinction de la faiblesse en *directe* et *indirecte*.

La faiblesse *directe* tient à un défaut des forces radicales, indépendant de toute lésion d'organe. C'est parce que ces forces sont insuffisantes que la partie matérielle de l'agrégat vivant en souffre plus ou moins. Cette faiblesse directe trouve son origine, tantôt dans l'hérédité, tantôt dans une négligence, un oubli, une violation des règles de l'hygiène (alimentation mal dirigée ou insuffisante, onanisme, chagrins, travaux excessifs, etc.) Il est évident, en effet, pour l'hérédité, qu'un père et une mère d'une santé délicate ne mettront jamais au monde des enfants d'une forte constitution ; il n'est pas moins évident que les forces éprouvent une altération plus ou moins sensible, sous l'influence des diverses conditions que nous avons signalées.

La faiblesse *indirecte* est celle qui est le résultat de telle ou telle maladie, organique le plus souvent, ou bien qui survient à la suite du dérangement de telle fonction. Ainsi une affection nerveuse, telle que l'hystérie, peut produire une altération de la constitution ; mais cette altération se montrera bien plus fréquemment à la suite de couches pénibles, d'un allaitement intempestif, d'une menstruation exagérée, etc. ; elle se montrera encore plus fréquemment quand un organe important, tel que le poumon, le cœur, le foie, l'estomac, etc., sera lésé.

Dans le cas de faiblesse directe, l'indication consiste, soit dans l'éloignement des causes qui peuvent l'avoir amenée, soit dans une bonne diététique, soit enfin dans la prescription de quelques moyens dits *médicaux*, parmi lesquels les bains de mer peuvent prendre place à titre de toniques.

Mais quand il s'agit de faiblesse indirecte, l'indication fondamentale a pour but, soit de guérir la maladie qui l'a produite, soit de pourvoir aux moyens que réclament les accidents survenus dans telle ou telle fonction, ce qui dans, bien des cas, éloigne singulièrement de l'emploi des bains de mer.

C'est parce que la distinction que nous venons de signaler n'a pas été faite, que nous avons vu fréquemment envoyer aux bains de mer des malades qui n'y ont trouvé qu'une aggravation à leurs maux. Les faits de ce genre, que nous avons pu nous-même observer, ou qui nous ont été rapportés par des hommes dignes de foi, ou que l'on découvre tous les jours dans les ouvrages et les journaux, sont sans nombre. Ils ne témoignent que trop de l'espèce de laisser-aller avec lequel on prescrit si souvent aujourd'hui ce moyen thérapeutique.

Voici, par exemple, un fait dont nous avons été presque témoin, qui montre combien cette idée de fortifier une constitution par les bains de mer, fait commettre de méprises, uniquement parce qu'on n'a pas porté assez d'attention aux contre-indications qui existaient.

« Un homme, âgé de trente ans, fut dirigé en 1852 d'une ville voisine vers les bains de mer. Il était d'une pâleur extrême et sans force aucune ; le bras d'un aide lui était nécessaire pour marcher. Depuis trois mois environ il était atteint d'une hémorrhagie intestinale. Toutes les fois qu'il allait à la selle, le sang s'échappait dans la quantité de quatre à six onces, avec les matières fécales. Il avait été très-sujet dans son jeune âge aux épistaxis.

« Les bains de mer furent prescrits pour relever les forces, améliorer cette constitution profondément débilitée, dans l'idée probablement que si l'on réussissait de ce côté, l'hémorrhagie cesserait de paraître ; et l'on ne faisait pas attention aux conditions qui les défendaient de la manière la plus formelle.

« Ce qu'on aurait dû prévoir ne manqua pas

d'arriver. Le premier bain, qui ne put être que de quelques instants, occasionna un froid extrême avec tremblement convulsif des membres, etc. Bientôt le ventre, qui habituellement était à peu près indolent, devint sensible ; toute pression y était insupportable. Le soir, il y eut une selle sanguinolente avec tranchées qui faillirent faire tomber le malade en syncope.

« Des moyens convenables furent administrés, et après plusieurs jours de souffrance, ce jeune homme revint à l'état dans lequel il se trouvait avant d'entrer dans la mer, avec cette différence cependant qu'il était encore plus faible qu'auparavant. »

Ce cas est, nous le répétons, un de ceux où l'on ne fait attention qu'à une indication importante sans doute, puisqu'elle a pour but d'améliorer la constitution, mais qu'on ne saurait remplir en raison de l'existence de certaines conditions qui montrent, qu'en voulant remonter les forces par les bains de mer, au lieu de réussir, on n'obtient que des résultats fâcheux, parce que ces conditions qu'on néglige prendront un caractère plus grave, et amèneront par suite une détérioration plus grande de l'économie.

Voici deux autres faits rapportés dans un tout récent travail sur les bains de mer qui, bien qu'ils ne soient dits qu'en quelques lignes, suffisent cependant pour montrer tout le danger de ces bains dans ces circonstances. Il s'agit de femmes dont la constitution avait profondément souffert à la suite de couches.

« Une dame fort jeune se trouvant, à la suite de deux couches très-rapprochées, dans un véritable état de langueur, reçut, par un temps de grosse mer, les lames sur le corps; elle en fut toute meurtrie et prise immédiatement d'une forte fièvre. »

L'auteur de cette observation montre dans l'explication de ce fait une singulière préoccupation. Il attribue, en effet, la fièvre qui saisit cette malade aux lames qui, venant la frapper, l'avaient, dit-il, toute meurtrie !

Nous n'avons pas besoin d'ajouter combien cette explication est peu réfléchie; les vagues qui viennent frapper les baigneurs ne sont jamais capables à elles seules de meurtrir le corps de celui qui les reçoit. La seule explication possible, la voici : cette femme n'était pas éloignée de deux couches très-rapprochées; elle était dans un état de langueur. Or, il y avait dans ce cas une double contre-indication à la prescription des bains de mer, et nous ajoutons que ces contre-indications étaient fort graves; qu'en les violant, on exposait la malade à un danger certain.

Qui est-ce, en effet, qui peut avoir l'idée de faire prendre à une femme des bains de mer à une époque plus ou moins rapprochée de ses couches? Si elle allaite son enfant, ces bains sont impossibles, nous n'avons pas besoin d'en dire la raison; si elle ne l'allaite pas, il y a, comme nous l'avons déjà signalé plus haut, une disposition aux mouvements fluxionnaires sur telle ou telle partie du corps, parce qu'on a contrarié une fonction physiologique, la fonction de l'allaitement. Or, si les bains de mer sont mis en usage dans ces circonstances, il est évident que, par leur propriété répercussive, ils viendront en aide au développement de ces mouvements fluxionnaires et les dirigeront sur les organes intérieurs ou sur les articulations.

Mais il y avait une autre contre-indication, c'est celle de la faiblesse, condition qui a précisément décidé la prescription de ces eaux. Or, cette faiblesse n'est pas de celles qu'on traite par les bains de mer; on la traite par un régime et quelques médicaments toniques, et l'on s'abstient de ces bains, qui, agissant alors sur des femmes débiles et ne trouvant pas assez de forces pour qu'elles puissent réagir, occasionnent des affections qui peuvent acquérir la plus haute gravité.

Et le même auteur, à la suite de ce fait, et toujours pour prouver les effets du choc des vagues sur le corps, en rapporte un autre, qu'il dit d'une manière non moins laconique, mais tout aussi significative.

« Une autre dame, qui se trouvait dans les

mêmes conditions (c'est-à-dire dans un état de langueur à la suite de couches), éprouva le soir même de très-vives douleurs dans le bas-ventre qui augmentaient à la pression. »

Chez celle-ci encore, malgré l'existence des mêmes contre-indications que chez la première, on prescrit les bains de mer, parce qu'il y a un état de langueur, de faiblesse. Aussi, dès le soir même, le ventre est-il très-douloureux, surtout à la pression ; ce qui annonce qu'un mouvement fluxionnaire venait de s'opérer sur quelqu'un des organes contenus dans cette cavité, sur l'utérus probablement.

Les bains de mer, nous ne craignons pas de le dire, sont formellement contre-indiqués chez les femmes dont l'accouchement n'a pas une date très-éloignée, quel que soit d'ailleurs leur état ; et nous croyons que cette opinion n'est pas susceptible de trouver beaucoup de contradicteurs. Ce que nous pourrions ajouter à ce sujet serait inutile.

Les faits semblables à ceux que je viens de signaler, sont, comme je l'ai dit plus haut, sans nombre, et l'on ne conçoit pas comment ceux qui tôt ou tard doivent finir par les connaître, ne sont pas plus circonspects dans la prescription des bains de mer.

C'est en grande partie pour ces constitutions débiles qu'on a imaginé, ainsi que je l'ai déjà mentionné en commençant, de chauffer l'eau de la mer, et de lui donner telle température voulue. Mais, je le répèterai encore, si ees bains sont mis à la température extérieure du corps, ils sont sans effet appréciable, leur composition chimique ne possédant que des propriétés que l'on ne saurait séparer de leur température naturelle ; et s'ils sont au-dessous, de manière à donner une sensation de froid, ils sont presque aussi dangereux que s'ils étaient pris dans la mer ; leurs effets répercussifs sont tout autant à craindre.

Quand la constitution est de moyenne force, elle résiste, en général, facilement à l'action dépressive de la température plus ou moins froide de l'eau ; il y a lieu alors d'espérer qu'elle en recevra une influence salutaire, qu'elle pourra se fortifier. Ce n'est, dans bien des cas, que dans ce but que l'on envoie les enfants, les adolescents, à la mer. Ces bains, l'atmosphère maritime, la distraction, un peu plus d'exercice, un appétit meilleur, impriment aux forces de la vie une impulsion qui ne tarde pas à manifester son influence sur toute l'économie.

Dans bien d'autres circonstances, ce n'est pas seulement pour fortifier les constitutions de cette classe que l'on ordonne les bains de mer, on veut encore combattre une affection morbide. Déterminer avec soin si cette affection réclame ce moyen thérapeutique ; si le degré auquel elle est portée ne s'oppose pas à leur emploi ; s'il n'y a pas d'ailleurs de contre-indication à leur usage fournie par une autre affection, par la maladie d'un organe intérieur, etc., telles sont les principales questions que doit se poser le médecin, et qu'il doit résoudre, sans se laisser aller à l'engouement de nos jours pour ce moyen thérapeutique, et en résistant aux sollicitations des familles qui maintes fois, par un aveuglement fatal, croient trouver dans les bains de mer un remède pour des maux qu'ils ne peuvent qu'aggraver.

§ V.

L'*Idiosyncrasie*, c'est-à-dire la manière particulière dont certains individus sont impressionnés par telle des choses extérieures, mérite quelque attention dans l'usage des bains de mer. Il est des individus, des enfants principalement, pour qui ces bains, soit par l'aspect de la mer et l'agitation des vagues, soit surtout par la sensation de froid qu'ils déterminent, sont un objet de répulsion invincible. Ils se refusent à entrer dans l'eau, et si on veut les y contraindre, ils prennent de telles colères, montrent une telle exaspération, qu'il est évident que, pris sous de pareilles conditions, nul résultat avantageux ne peut en être espéré. Bien plus ces bains sont susceptibles de produire alors de mauvais effets, soit en déterminant, par l'influence de la frayeur, de la colère, un érésipèle, des abcès , soit en donnant lieu à des convulsions qui ont menacé de devenir mortelles. Il faut dans ces cas, non forcer les enfants, mais agir avec douceur; leur faire honte de leur pusillanimité, et leur montrer ceux qui se mettent hardiment dans l'eau, sinon avec plaisir, du moins sans crainte. Si l'on ne peut parvenir à vaincre cette répulsion, il vaut mieux renoncer à ce moyen que de l'obtenir par la violence.

Et à propos d'idiosyncrasie, nous ne devons pas oublier de parler d'une idiosyncrasie qui fait prescrire aujourd'hui bien des fois les bains de mer. Je veux parler de cette manière d'être de certains sujets en vertu de laquelle ils contractent presque à tout moment des affections catarrhales. Un léger courant d'air, le passage d'un lieu chaud dans un autre qui est tant soit peu froid, une diminution insignifiante des vêtements, suffisent pour produire cet effet.

Cet état, qu'on peut appeler *idiosyncrasie catarrhale*, constitue une véritable infirmité, désolante souvent pour ceux qu'elle affecte.

Nous devons faire observer que cette idiosyncrasie est bien distincte de ce que nous avons appelé *l'infirmité diaphorétique* qui expose tant, elle aussi, aux affections catarrhales. Il semble, en effet, que, dans l'infirmité diaphorétique, la susceptibilité aux affections catarrhales, soit plus ou moins liée à l'état de diaphorèse, tandis que dans l'idiosyncrasie catarrhale , bien que chez certains sujets la peau présente une moiteur facil , il en est d'autres cependant chez qui cette membrane est, sous ce rapport, à l'état tout à fait normal.

Les individus atteints de l'idiosyncrasie catarrhale peuvent être divisés en deux classes, savoir : ceux qui ne deviennent si impressionnables à l'air ambiant que parce qu'ils ont pris la mauvaise habitude de trop se couvrir, et ceux chez qui cet état paraît lié à un défaut primitif de ton du système cutané, état bien souvent héréditaire.

Les bains de mer peuvent convenir aux individus de l'une et de l'autre de ces classes. Mais nous n'avons pas besoin de dire combien il faut apporter de prudence dans leur administration. Le peu de ton vital que possède la peau dans cette idiosyncrasie, son extrême sensibilité à l'action du froid, doivent nécessairement rendre ces sujets plus aptes que les autres à contracter telle affection morbide quand ils se mettent dans la mer. Il est évident que si les bains sont pris à la lame, ils ne peuvent être que d'une durée fort courte, de quelques minutes, du moins dans le principe.

Pour rendre l'effet de ces bains pris en mer moins dangereux, on les fait précéder quelquefois de bains chauffés d'abord presque à la température du corps, et mis progressivement à une température plus basse, de manière à les rapprocher de plus en plus de celle que possède l'eau de la mer. Nous avons déjà dit ce que nous pensions de cette gradation des bains, il ne faut pas croire qu'elle éloigne tout danger.

Quel que soit celui de ces deux modes qu'on ait adopté, on a obtenu des succès; des enfants, des adolescents, ont pu, après l'usage de ces bains, résister plus facilement à l'action de l'air. Mais à côté de ces cas heureux ne pourrait-on pas en citer d'autres où ces bains ont produit des maladies plus ou moins graves? On ne saurait donc, quand on croit pouvoir les prescrire, trop recommander les plus grandes précautions, soit par rapport à la durée du bain, soit par rapport au moment où l'on en sort.

Nous avons d'ailleurs à peine besoin d'ajouter, que c'est surtout chez ceux pour qui l'idiosyncrasie catarrhale est le résultat de l'habitude de vêtements trop chauds, qu'on peut espérer des succès, car pour ceux chez qui elle est primitive et surtout héréditaire, il y a peu de chose à attendre.

Du reste, ce n'est guère que sur l'action de la température peu élevée de l'eau de la mer que l'on doit compter quand le bain n'a que quelques minutes de durée. On pourrait donc fort bien remplacer, dans ces circonstances, le bain de mer par le bain de rivière. Celui-ci serait même

moins dangereux par sa température généralement
plus élevée. Il est bon, enfin, d'observer, que
c'est surtout dans les cas de ce genre qu'il est
avantageux que les sujets s'exercent à la natation,
car non-seulement la fraîcheur de l'eau leur est
moins sensible, mais les mouvements qu'ils
exécutent contribuent à donner plus de force à
leur constitution.

Quand les sujets sont assez forts, que le bain
peut avoir une durée plus longue, nul doute qu'il
n'y ait de l'avantage à ce qu'ils le prennent dans
la mer. La composition chimique de cette eau
permet d'espérer pour la peau un effet tonique
plus marqué.

Nous ajouterons, enfin, que l'idiosyncrasie
catarrhale n'est susceptible du traitement dont
nous venons de parler que tout autant qu'il s'agit
de jeunes sujets, car pour les adultes il ne saurait
leur convenir ; le mode de sensibilité anormale
de la peau est trop ancien chez ceux-ci pour
qu'on puisse espérer de le modifier. Ils ont, du
reste, alors bien plus de risques à courir ; nous
en avons déjà dit la raison.

TROISIÈME PARTIE.

Nous n'avons guère examiné jusqu'ici l'action des bains de mer que d'une manière générale. Nous avons vu que cette action était tonique , mais qu'elle ne l'était que sous certaines conditions; nous avons signalé son action parfois dépressive des forces de la vie; son influence sur le développement de certaines affections morbides; nous avons dit quelles étaient les différences que devaient amener dans leur indication l'âge , le sexe , le tempérament, la constitution , l'idiosyncrasie; nous avons à voir à présent quelle est leur manière d'agir dans les maladies déterminées.

Nous nous occuperons d'abord des affections morbides, soit en elles-mêmes , soit dans les localisations qu'elles se donnent; nous examinerons ensuite les maladies , en tant que lésions locales , qui peuvent dépendre d'états morbides généraux divers, ou qui sont hors de leur dépendance.

§ Ier

La *diathèse scrofuleuse* est certainement de toutes les affections celle qui indique le plus souvent l'emploi des bains de mer. C'est pour la conjurer, lorsqu'elle est à peine commençante ; pour la combattre lorsqu'elle est déclarée, qu'on a recours à leur action médicatrice. Et cependant que de revers ! Que de malheureux qui ont trouvé dans leur usage l'occasion du développement d'une maladie nouvelle, et notamment de la phthisie pulmonaire ! Et pourquoi ces revers si nombreux, ces déceptions si cruelles ? Parce qu'on n'a tenu compte que d'une source d'indication, et que l'on a négligé d'avoir égard, soit à un défaut trop radical des forces, soit à un degré trop élevé de l'affection, soit surtout à la lésion de tel organe des cavités splanchniques, ou du moins à leur prédisposition morbide.

Il ne suffit pas, en effet, de l'existence de tel état général pour la prescription des remèdes qui lui conviennent, et notamment d'un moyen aussi dangereux que les bains de mer, il faut encore avoir égard à tout ce qui peut modifier, annihiler cette première indication.

Pour ne rien oublier dans l'examen de cette question importante, nous avons d'abord à nous occuper de l'affection scrofuleuse simple, sans complication aucune ; nous passerons ensuite à cette affection atteinte de complication.

L'affection scrofuleuse simple, si nous voulons trouver quelque précision par rapport à l'indication des bains de mer, doit être divisée en trois degrés. Elle peut être légère ; elle peut exister à un degré moyen d'intensité ; ou bien elle est portée à un haut période.

Prenons d'abord la première supposition : L'affection scrofuleuse n'existe qu'à un degré léger ; le malade n'a qu'un engorgement plus ou moins insignifiant de quelques ganglions lymphatiques , une tuméfaction peu marquée de la lèvre supérieure , ou bien il est sujet de temps à autre à des ophthalmies qui cèdent assez facilement. Les forces sont du reste suffisantes ; on a connaissance de la somme qu'elles présentent par l'âge, la constitution. Eh bien ! dans ce cas, les conditions sont excellentes pour l'emploi des bains de mer ; on est autorisé à espérer que , par leur action, la constitution se fortifiera , que l'affection scrofuleuse s'amendera, et que, par suite, l'ophthalmie, l'engorgement de la lèvre ou des ganglions lymphatiques cesseront de paraître. Ces résultats avantageux ne sont pas rares quand les bains de mer sont pris dans de semblables circonstances.

La diathèse scrofuleuse , à un degré plus élevé, ne se borne pas aux légers symptômes que nous venons de signaler. Elle amène des ophthalmies plus longues , plus rebelles ; un engorgement plus prononcé des ganglions lymphatiques , des abcès froids , des ulcères, une tumeur blanche , toutefois encore peu inquiétante , etc. Ici encore les bains de mer peuvent trouver une indication réelle ; ils sont susceptibles de rendre des services signalés ; mais il n'en est pas toujours ainsi, et maintes fois ils ont aggravé l'état du sujet ; soit en exaspérant l'une de ces maladies, l'ophthalmie le plus souvent, soit en amenant une nouvelle scène de désordre dans les organes de la respiration.

Qu'observe-t-on, en effet, dans les cas de cette espèce ? On observe que si, chez certains de ces malades, les forces sont à un assez haut degré, il n'est pas rare d'en voir d'autres chez qui elles n'existent qu'en de faibles proportions. Or, il est à craindre que chez ceux-ci les forces, au lieu de réagir contre la sensation de froid produite par le bain, ne se laissent déprimer, et ne permettent par suite à la diathèse scrofuleuse de prendre plus d'activité. Il est à craindre surtout que les mouvements fluxionnaires qui se font à l'extérieur sur une articulation ou sur des ganglions lymphatiques, n'éprouvent, dans ces circonstances, une rétrocession sur des viscères importants, soit par suite de cette dépression des forces qui permet bien moins facilement leur irradiation vers la périphérie, soit par l'action repercussive de ces bains qui a d'autant plus de tendance à se manifester que les forces font défaut. C'est dans de pareilles conditions qu'on a vu coïncider un amendement plus ou moins notable d'une tumeur blanche, d'un engorgement ganglionnaire avec de la toux d'abord, et plus tard avec tous les symptômes de la phthisie pulmonaire. Il importe d'ailleurs de remarquer que, même dans les cas heureux, le degré auquel se trouve la diathèse scrofuleuse ne permet le plus souvent d'obtenir pour résultat qu'un amendement plus ou moins insignifiant.

Parvenue à une plus haute période, la diathèse scrofuleuse nous montre des ophthalmies externes et internes que rien ne peut guérir, des engorgements ganglionnaires volumineux et opiniâtres, des tumeurs blanches menaçantes dans leurs progrès, la carie, la nécrose, etc. Nous avons à peine besoin de dire qu'avec de pareils symptômes, l'usage des bains de mer ne présente presqu'aucune chance de succès. En effet, d'un côté se trouve une diathèse à racines profondes que ne laissent que trop entrevoir ses manifestations extérieures, et de l'autre des forces le plus souvent insuffisantes pour réagir, dominer l'action dépressive de l'eau plus ou moins froide.

Et non-seulement les bains de mer ne peuvent rien contre une affection semblable, mais bien plus, par l'influence dépressive qu'ils exercent sur les forces, leur propriété répercussive recevant plus d'élan, la fluxion qui se faisait au-dehors se déplace avec bien plus de facilité pour se porter sur les organes internes.

Tel est l'état des choses chez les individus atteints de la diathèse scrofuleuse au troisième degré. Cependant il en est quelques-uns pour qui des exceptions sont nécessaires ; ce sont ceux qui, avec cette maladie parvenue à un aussi haut période, présentent encore une assez grande somme de forces radicales. Les bains de mer peuvent leur être utiles, pourvu toutefois que les organes intérieurs et notamment les poumons, ne laissent rien à craindre, ce qui malheureusement est fort rare dans de pareilles circonstances.

Cette distinction de la diathèse scrofuleuse en trois degrés, et l'appréciation des forces dans chacun de ces états, nous semblent de la plus haute importance, pour juger *à priori* quel résultat peuvent avoir les bains de mer dans cette affection à l'état de simplicité.

Mais l'affection scrofuleuse n'est plus simple, elle est compliquée. La sollicitude du médecin doit être ici encore bien plus grande.

Nous devons considérer comme complication toute condition qui est de nature à contre-indiquer l'usage des bains de mer.

Il est une constitution qu'on peut appeler *phthisique*, tant elle coïncide fréquemment avec la phthisie pulmonaire, qui doit rendre très-circonspect dans la prescription des bains de mer. Cette constitution est caractérisée par l'étroitesse de la poitrine, sa concavité en avant, la forme ronde du dos et la saillie consécutive des omoplates, le peu de développement des chairs, l'excavation des joues, la saillie des pommettes, etc. Les individus de cette constitution se trouvent en général si mal des bains de mer qu'on leur prescrit quelquefois pour les fortifier ; ils éprouvent une gêne si sensible dans les mouvements de la respiration, qu'il est évident que persévérer dans leur emploi serait s'exposer à quelque accident plus ou moins grave du côté de l'organe pulmonaire, sans qn'on pût d'ailleurs espérer aucune chance d'amélioration d'une semblable constitution.

La contre-indication est surtout formelle lorsque les individus ainsi constitués sont d'une famille où la phthisie pulmonaire a fait quelques apparitions.

Nous n'avons presque pas besoin de dire la raison de la contre-indication des bains de mer dans des cas semblables. L'organe de la respiration est délicat chez ces individus ; il est prédisposé aux mouvements fluxionnaires, et la moindre cause qui dérange les fonctions de la peau a chance d'y déterminer une fluxion, qui met souvent en jeu la diathèse scrofuleuse qui fait rarement défaut dans ces circonstances.

L'hémoptysie, alors même qu'elle s'est montrée à une époque déjà éloignée, est une condition qui empêche d'une manière positive la prescription des bains de mer. Il y a trop évidemment, chez les personnes qui en ont été atteintes, une tendance aux mouvements fluxionnaires sur les voies respiratoires pour qu'on puisse se permettre de leur conseiller un moyen si apte à les y ramener. La réapparition de l'hémoptysie est presque inévitable ; ou bien s'il n'y a pas hémorrhagie, la fluxion se déviera sur le parenchyme pulmonaire, et y amènera la formation de tubercules. Nous avons été témoins de plusieurs faits de ce genre.

« M. X...., âgé de vingt ans, d'un tempérament lymphatique-nerveux, d'une constitution délicate, atteint d'une ophthalmie rebelle, mais légère, et ayant un léger engorgement des ganglions lymphatiques du cou, reçoit pour conseil d'aller prendre les bains de mer. Toutefois, avant de partir, M. X... désire avoir notre avis. Dans les questions que nous dûmes lui adresser, nous apprîmes qu'il avait eu, deux ans auparavant, une hémoptysie peu intense qui avait duré quelques jours, et qui depuis lors n'avait pas reparu. Il éprouvait seulement de temps à autre de la chaleur au gosier avec sensation de sécheresse, de picotement. Ces renseignements nous montrèrent que l'organe de la respiration était délicat, prédisposé aux mouvements fluxionnaires, et nous dîmes en conséquence à M. X... que les bains de mer nous semblaient ne pas devoir lui convenir ; que l'accident qui lui était arrivé deux ans auparavant était encore à redouter.

M. X..., qui avait envie d'aller à la mer, dans

l'espoir d'y trouver une santé meilleure, ne tint pas compte de notre avis.

« Dès le deuxième jour, gêne, chaleur, sécheresse au gosier, petite toux. Malgré ces symptômes, M. X... prend un nouveau bain, et bientôt après, malaise général, gêne de la respiration, qui ne tardent pas à être suivis de l'apparition de crachats sanglants. Le malade revint à Montpellier, où les soins les plus empressés et un traitement convenable ne tardèrent pas à lui rendre sa santé première.

« Deux ans plus tard, M. X... veut de nouveau essayer des bains de mer. L'hémoptysie se renouvelle. Il est heureux encore d'en être quitte pour quelques jours de maladie. M. X... ne conserve à présent plus de doutes sur les mauvais effets de ces bains dans les cas pareils au sien. »

Un fait autrement grave s'est présenté à nous en 1851.

« Un jeune homme de 18 ans, d'un tempérament lymphatique, d'une constitution délicate, à poitrine étroite, omoplates ailées, ayant eu quelques hémoptysies toutefois à peu près insignifiantes, va perndre les bains de mer dans le but d'obtenir la résolution d'un engorgement des ganglions lymphatiques de l'aisselle qui affectait une marche chronique.

« Après quelques bains, il survient de la toux, un crachement de sang, de là gêne de la respiration, un mouvement fébrile. Ces symptômes persistent bien que le malade ait quitté la mer.

« Deux mois plus tard tous les symptômes de la phthisie pulmonaire sont déclarés, et le malade ne tarde guère à périr. »

Les bains de mer sont encore plus dangereux chez la jeune fille, chez la femme, qui a eu des hémoptysies. En effet, les menstrues qui se suppriment fréquemment dans cette circonstance, qui se suppriment d'autant plus facilement qu'elles sont alors généralement irrégulières, se dévient sur l'organe respiratoire, et le parenchyme pulmonaire court le plus grand danger. Il n'est pas d'indication des bains de mer qui puisse tenir contre une complication de ce genre. Jamais il ne sera permis d'y avoir recours dans de semblables circonstances, soit pour un engorgement ganglionnaire, soit pour une tumeur blanche, une carie, etc.

Un simple catarrhe pulmonaire plus ou moins ancien forme une complication non moins manifeste qui contre-indique tout autant l'emploi des bains de mer ; et nous concevrions difficilement qu'on ait pu les prescrire dans ces conditions, si nous n'avions pas devers nous quelques faits bien positifs de ce genre. Nous nous bornerons au suivant :

« Un jeune homme de vingt-quatre ans, d'un tempérament lymphatique-bilieux, d'une consti-

tution assez forte , employé dans une administration , vint nous consulter dans l'hiver de 1849 ,
pour une douleur qu'il éprouvait dans la hanche droite. La longueur plus considérable du
membre de ce côté, les changements survenus
dans la configuration des parties voisines de l'articulation iléo-fémorale, la claudication, nous montrèrent que nous avions affaire à une luxation
spontanée du fémur dans sa première période ,
maladie que nous ne pouvions guère attribuer
qu'à la diathèse scrofuleuse. Nos prescriptions
furent l'usage du vin amer, de la tisane de houblon, l'application de cautères autour de l'articulation malade , le repos et un régime approprié.

« Ces prescriptions ne furent suivies qu'en partie ; le malade ne voulut pas entendre parler des
cautères.

« Cependant l'été s'approchait, et la migration
annuelle vers la mer commençait à se faire. Le
malade était dans le même état pour sa luxation
spontanée ; mais depuis quelque temps il avait
une toux qu'on pouvait à la rigueur appeler catarrhale , le parenchyme pulmonaire paraissant
à l'état tout à fait normal. Nous la rapportions
toutefois à la diathèse scrofuleuse. Un médecin
qu'il a l'occasion de voir lui met dans la tête
d'aller prendre les bains de mer ; et cependant
l'existence de ce catarrhe pulmonaire ne lui fut
pas cachée.

« Trois semaines furent passées à la mer. La douleur de la hanche avait diminué ; la marche était plus facile ; mais la toux avait augmenté ; il était survenu des sueurs nocturnes, et le malade accusait une faiblesse générale qu'il n'avait pas auparavant. Ces divers symptômes augmentèrent d'une manière rapide, et l'existence d'une phthisie pulmonaire fut bientôt évidente. Le malade périt quelques mois plus tard. »

La prescription des bains de mer dans un cas semblable ne peut être justifiée en aucune manière. Elle eut pu convenir s'il n'y avait pas eu des symptômes morbides du côté de la poitrine ; mais comme il n'en était pas ainsi, et que l'on devait s'attendre que ces bains les exaspéreraient, il y avait une contre-indication bien formelle à leur emploi.

Il est donc bien positif que toute maladie des organes respiratoires constitue une contre-indication à l'emploi des bains de mer, alors même qu'il s'agit de l'affection scrofuleuse. On ne voit, quand on agit autrement, que l'état général ; on s'imagine que si on peut produire de l'amendement de ce côté, les lésions locales éprouveront par suite une amélioration correspondante ; l'on se trompe, et il est certainement peu de médecins qui ne soient pas de notre avis. L'action des bains ne fait rien alors sur l'état général ; elle semble se concentrer dans sa propriété répercussive pour porter les mouvements morbides sur des organes qui sont si disposés à les recevoir, surtout dans des conditions pareilles.

L'angine légère, uniquement bornée au gosier et plus ou moins ancienne, ne saurait toutefois être considérée comme contre-indicant l'emploi des bains de mer, pourvu qu'elle ne se prolonge pas dans les voies respiratoires. Cette maladie, que l'on a l'occasion d'observer assez fréquemment chez de jeunes sujets d'un tempérament lymphatique et d'une constitution scrofuleuse, est susceptible de s'amender sous l'influence des bains de mer ; elle participe à l'amélioration de l'état général. Les exemples de ce genre qu'on a observés sont nombreux. Cependant les choses ne se passent pas toujours aussi bien, et maintes fois on a été obligé de renoncer à ces bains parce qu'ils exaspéraient la maladie qui ne manquait pas de faire des progrès vers les bronches.

Quand l'angine n'est plus uniquement bornée au gosier, mais que l'irritation occupe une partie plus ou moins étendue des voies respiratoires, les bains de mer ne manquent pas de l'aggraver. On est obligé de renoncer à leur usage.

L'état des organes contenus dans la cavité abdominale doit encore être pris en considération dans les cas dont il s'agit. Ainsi une maladie du foie, une irritation de l'estomac ou des intestins, feront taire généralement l'indication des bains de mer qui sembleraient pourtant convenir chez des individus atteints en même temps de la diathèse scrofuleuse.

Nous en dirons tout autant pour les maladies du cerveau ; des congestions plus ou moins habituelles sur cet organe sont une contre-indication formelle des bains de mer, alors cependant qu'une tumeur blanche ou tout autre maladie de nature scrofuleuse semblerait en indiquer l'emploi.

Les maladies du cœur, telles que les palpitations, l'anévrisme surtout, deviennent encore, comme nous le montrerons plus loin, une contre-indication à l'emploi de ce moyen thérapeutique.

On peut donc poser pour principe, que toute maladie des organes contenus dans les cavités splanchniques contre-indique l'usage des bains de mer, alors pourtant que ces bains sembleraient indiqués par l'existence d'une diathèse scrofuleuse ; et cela parce que ces maladies s'exaspèrent inévitablement sous l'influence de ces bains, et que l'affection scrofuleuse, loin d'en éprouver le moindre amendement, est susceptible, au contraire, de s'aggraver par la débilitation des forces qui résulte d'un plus haut degré survenu dans les lésions des viscères atteints.

Il est pourtant une maladie qui, à une certaine période, peut faire exception aux règles que nous venons de signaler ; nous voulons parler de l'engorgement des ganglions mésentériques connu sous le nom de *carreau*. Si cette maladie n'est encore que commençante, ou si du moins elle n'existe qu'à un degré peu prononcé, qu'à ce degré où il n'y a qu'une légère tuméfaction des ganglions, et si les forces sont assez bieu conservées, elle ne saurait constituer par elle-même une contre-indication à l'usage des bains de mer. On peut en obtenir, au contraire, de bons effets ; et nous possédons devers nous quelques observations de ce genre ; mais si l'engorgement est considérable, et si surtout il y a diarrhée, irritation intestinale, défaut de forces, consomption imminente, alors les chances ne sont plus les mêmes ; les bains de mer ne font qu'exaspérer ces symptômes ; ils dépriment davantage les forces ; ils hâtent une terminaison fatale.

Les diverses complications dont nous nous sommes occupé jusqu'à présent tenaient à des lésions de tel ou tel organe ; il en est d'autres toutefois qui ne sont plus simplement locales, mais qui représentent des états tout aussi affectionnels que la diathèse scrofuleuse. Ainsi, il n'est pas rare de trouver cette affection compliquée de la diathèse dartreuse, de la diathèse teigneuse. Or, comme nous le verrons plus tard, ces dernières affections offrant une contre-indication à l'usage des bains de mer, il en résulte que si, lorsqu'elles compliquent la diathèse scrofuleuse, elles existent à un certain degré, elles deviennent une raison pour détourner de l'emploi de ces bains.

Nous avons à peine besoin d'ajouter que la goutte, que le rhumatisme qui compliquent l'affection scrofuleuse, constituent une contre-indication formelle à l'emploi des bains de mer, quel que soit le degré que ces affections présentent.

Les maladies nerveuses se montrent assez souvent avec l'affection scrofuleuse; l'épilepsie, l'hystérie, par exemple, ne sont pas rares avec cet état affectionnel. Presque toujours, dans ces cas, il y a contre-indication à l'emploi de ces bains. Dans quelques-uns cependant, comme dans la danse de St-Guy, les bains de mer peuvent n'être pas sans avantage. Nous reviendrons sur ce sujet, quand nous nous occuperons des maladies nerveuses.

Enfin, les bains de mer ont rendu quelquefois des services chez les individus scrofuleux qui avaient fait sans succès, ou du moins avec un succès incomplet, un traitement anti-syphilitique pour une maladie de nature vénérienne. C'est surtout dans les cas de bubon chronique qu'il en a été ainsi.

On sait sous quelles formes se présente ce bubon. Il peut être plus ou moins volumineux et passé à l'état d'induration ; il peut être ulcéré, et alors l'ulcère occupe une plus ou moins grande partie du pli de l'aine ; il peut exister avec des ouvertures fistuleuses qu'il serait dangereux d'opérer. Dans ces divers cas, et surtout dans les derniers, les bains de mer venant après un traitement anti-syphilitique, ont amené tantôt la guérison, tantôt une amélioration plus ou moins notable.

Il nous semble bien démontré, par ce que nous venons de dire dans cet article, que si la diathèse scrofuleuse est susceptible d'éprouver de notables amendements sous l'influence des bains de mer, elle ne s'en présente pas moins fort souvent escortée de complications qui contre-indiquent formellement leur usage. C'est à ces contre-indications méconnues qu'il faut attribuer le plus grand nombre des faits malheureux qui viennent chaque jour frapper les oreilles.

§ II.

Nous ne concevons guère qu'on ait pu conseiller les bains de mer pour les maladies *dartreuses*. Il a fallu pour les prescrire dans des cas de ce genre, qu'on ne considérât les dartres que comme une maladie purement locale, et cependant l'observation la plus simple montre qu'il n'en est point ainsi.

Les dartres, quelle que soit leur forme, sont sous la dépendance d'une diathèse. Elles ne se montrent que tout autant que cet état affectionnel existe ; une cause qui agit localement ne suffit jamais pour les produire.

Ce n'est pas par une pure hypothèse qu'on en est venu à admettre cet état affectionnel, mais bien par induction, par l'observation de faits sans nombre qui prouvent que, lorsqu'on fait disparaître une dartre par des moyens locaux, sans que l'état général ait pu s'amender, on voit lui succéder bien souvent telle ou telle lésion d'un organe interne.

Or, les bains de mer n'ayant absolument aucune action sur la diathèse dartreuse, se bornent à agir sur la dartre d'une manière locale. Ils modifient la vitalité de la partie malade, et, dans bien des cas, ils amènent la guérison. Mais cette guérison n'existe que pour l'état local ; l'affection persiste, et celle-ci ayant en quelque sorte besoin de manifestations sur les parties solides, il arrive que si la dartre ne reparaît pas sur tel ou tel point de la surface cutanée, il y a chance de voir se déclarer, soit sur les voies respiratoires ou digestives ou urinaires, soit sur les organes crâniens, etc., un mouvement fluxionnaire qui la remplace.

« Un cultivateur âgé de trente ans, d'une forte constitution, était atteint depuis plusieurs années, à la joue gauche, d'une dartre squammeuse. Désespéré de l'inutilité des moyens qu'il a employés pour en guérir, il va à la mer. Il y prend des bains, et se baigne plusieurs fois par jour le visage avec l'eau de la mer. Au bout de trois

semaines, la dartre a presque entièrement disparu ; le visage tend à se rapprocher de l'état
normal. Mais bientôt une douleur violente se
déclare dans l'oreille correspondante, escortée
des symptômes généraux qui ne manquent guère
dans cette circonstance. Après plusieurs jours de
souffrances cruelles, et malgré les soins les plus
empressés, un abcès se fait jour par le conduit
auditif externe entraînant les osselets de l'ouïe.
La suppuration continue pendant près d'un mois.
Au bout de ce temps elle se supprime, et la dartre
ne tarde pas à reparaître. »

Le malade, bien qu'assez maltraité, n'a eu
pourtant qu'une otite interne qui a été suivie de
la perte de l'ouïe de ce côté ; mais il courait bien
d'autres risques ; la fluxion pouvait se porter sur
les méninges ou le cerveau, et le danger eût alors
été autrement grave.

« Chez une dame de trente-cinq ans, qui fut
envoyée aux mêmes bains pour une dartre qu'elle
portait à la cuisse, la dartre disparut lui laissant une
irritation de matrice avec écoulement leucorréique
qui ont passé à l'état chronique ; maladie dont elle
n'avait jamais eu auparavant le moindre symptôme. »

« Une autre femme d'une quarantaine d'années,
ayant pris ces bains pour une dartre qu'elle portait au bras, est atteinte depuis lors d'un catarrhe
pulmonaire sec qui la laisse rarement tranquille,

et qui excite quelquefois une toux tellement violente qu'elle semble menacée de suffocation. La
dartre n'a pas reparu. »

Il est donc bien évident que les bains de mer
ne conviennent point pour les maladies de nature
dartreuse ; qu'ils ont une action répercussive qu'il
faut redouter. Ce ne serait que tout autant que
la dartre serait à peu près insignifiante par son
espèce (dartre farineuse) et son peu d'étendue,
qu'on pourrait ne pas en tenir compte pour remplir une indication plus importante.

§ III.

La *diathèse teigneuse* réprouve les bains de mer
tout autant que celle dont nous venons de parler.
Cependant on y envoie de temps à autre des enfants, des adolescents atteints de cette affection.
Or, qu'arrive-t-il ? Il arrive que les croûtes tei-
gneuses guérissent dans quelques cas ; mais, tôt
ou tard, on voit survenir des maladies nouvelles
qu'il est impossible de ne pas attribuer à la guérison de ces croûtes. C'est une fluxion sur les méninges ou sur le cerveau qui se manifeste ; ou bien
on voit se produire des ophthalmies opiniâtres,
une otite, la surdité ; ou bien c'est l'épilepsie
qui se développe.

Peut-on, avec de pareilles chances, songer à

l'emploi de ce moyen thérapeutique? Tel n'est pas notre avis.

Certainement le traitement de la teigne par les dépuratifs et par l'établissement d'un exutoire est souvent sans effet; mais les dangers qui suivent l'emploi des moyens locaux ou des bains de mer sont si grands, que mieux vaut communément s'en abstenir que de les prescrire.

§ IV.

Parler de la *goutte* à propos des bains de mer pourra paraître d'abord fort étrange. Qui prescrirait en effet ces bains pour un individu atteint de cette maladie? Nul assurément si la goutte est franche, si son diagnostic est sans difficulté, comme par exemple quand elle attaque les petites articulations des pieds et des mains, et notamment les articulations du gros orteil ou du pouce. Les dangers des bains de mer seraient alors trop évidents pour qu'on songeât un instant à les prescrire.

Mais la goutte ne se montre pas toujours avec cette localisation, trop connue pour qu'une erreur soit possible. Elle se place parfois sur d'autres parties, où, soit par telle ou telle raison, il arrive que le médecin méconnnaît sa présence.

Ainsi, une des localisations que se donne quelquefois cette affection diathésique, c'est la plante du pied où elle cause une sensibilité plus ou moins vive, une chaleur brûlante, de la douleur même; la marche, la station en sont gênées. Il est si vrai que cet état est un symptôme de la goutte, qu'il est bien rare, en questionnant avec soin les malades, qu'ils ne finissent pas par se rappeler, qu'à une époque plus ou moins éloignée, ils ont eu des douleurs sur telle articulation des orteils ou des doigts, et si ce moyen de diagnostic manque, ce qui ne fera guère défaut, c'est qu'on trouvera qu'il y a dans la famille d'autres individus goutteux.

L'indication qui se présente dans des cas semblables, c'est de respecter cet état anormal de la plante du pied, d'éviter tout ce qui pourrait le supprimer. Si ce symptôme disparaît, des accidents qui peuvent être très-graves sont à craindre.

Nous connaissons plusieurs faits de cette espèce dans lesquels, soit que l'existence de la goutte ait été méconnue, soit qu'on n'en ait pas voulu tenir compte, les bains de mer qui ont été prescrits ont été la cause d'accidents très-fâcheux. Nous nous bornerons à rapporter le suivant dont la date ne remonte pas fort loin.

« M. S....., âgé de trente-cinq ans, d'un tempérament lymphatique-sanguin, d'une bonne constitution, nous fit prier de venir le voir en novembre 1852. Il se plaignait d'une toux presque continuelle, insupportable surtout la nuit. Il ac-

cusait, en outre, une gêne notable de la respira
tion, qui lui faisait craindre la suffocation, lorsqu'il
marchait un peu vite, qu'il montait des escaliers.

« Ces renseignements et un examen convenable
du malade nous firent connaître l'existence chez
lui d'un catarrhe pulmonaire avec engorgement
de la muqueuse, engorgement qui amenait un
asthme symptomatique.

« Quant à la cause de cette maladie, nous sûmes
bientôt que M. S...., tourmenté depuis près d'un
an par une chaleur et une sensibilité insupporta-
bles à la plante des pieds, qui avaient résisté à
divers moyens, avait, sur les conseils d'un médecin, pris les bains de mer. Après une vingtaine
de bains, M. S... avait été complétement débar-
rassé de ses douleurs plantaires ; aussi s'applau-
dissait-il beaucoup de son voyage. Mais quinze
jours plus tard la toux avait commencé à se manifester, et bientôt elle était arrivée au degré où
elle se présentait dans le moment où nous le vîmes.

« Le genre de la maladie primitive, une famille
qui fournissait des goutteux, nous montrèrent
qu'il s'agissait là d'une affection goutteuse, qui,
après s'être placée à la plante des pieds, en avait été
chassée par l'action des bains de mer, et avait fait
métastase sur la muqueuse respiratoire.

« Des moyens convenables pour rappeler la
goutte aux pieds furent prescrits. Deux semaines
plus tard, les pieds redevinrent brûlants et sensi-

bles , et le catarrhe pulmonaire éprouva sur le champ un amendement notable. Bientôt il ne restait plus ni toux, ni gêne de la respiration. »

Il est fort probable que le médecin qui prescrivit les bains de mer à ce malade, méconnut complétement l'affection à laquelle il avait affaire ; car s'il n'en eût pas été ainsi, toute excuse serait impossible.

Voici un autre fait qui a beaucoup d'analogie avec le précdent :

« Un jeune homme était atteint, depuis plusieurs mois, d'une douleur presque continuelle au talon, où se montrait à peine un peu de tuméfaction. Il nous demanda notre avis à ce sujet. Le siége de la maladie, que nous avions vu affecter plusieurs fois par la goutte, joint à la connaissance que nous obtînmes par nos questions, que la mère de ce jeune homme était atteinte depuis plusieurs années de douleurs articulaires fort incommodes, nous fit diagnostiquer une affection goutteuse qui s'était fixée au talon. Notre prescription se borna à l'observation des moyens hygiéniques convenables dans cette maladie, en ayant le soin de recommander à ce jeune homme de s'abstenir de tout moyen local ou autre propre à la faire disparaître.

« Nous l'avions perdu complétement de vue depuis près d'un an, lorsqu'il se présenta chez nous se plaignant de palpitations du cœur presque continuelles , avec douleurs dans la région de cet organe.

« Nous nous informâmes de ce qui s'était passé depuis que nous ne l'avions vu , et nous apprîmes alors que, peu content de nos prescriptions, M.... avait demandé des conseils à un autre médecin, qui, après lui avoir fait prendre le vin amer et la tisane de houblon, avait fini par l'envoyer aux bains de mer. La maladie avait été considérée, par conséquent, comme étant de nature scrofuleuse.

« Les bains de mer avaient fait disparaître la douleur du talon, mais presque instantanément des palpitations de cœur s'étaient montrées. Il y avait eu métastase goutteuse.

« Des bains de pieds sinapisés, des chaussures de laine, la marche autant qu'elle serait possible, tels furent les moyens que nous conseillâmes. Ils ramenèrent la douleur au talon, et tout symptôme disparut du côté du cœur. »

Qu'on nous permette , enfin, une dernière observation qui montrera , non-seulement combien les bains de mer sont dangereux dans la goutte, mais encore combien de fois on se trompe dans le diagnostic de cette maladie.

« Nous donnions depuis plusieurs années nos soins à M. N... qui, après avoir eu successivement des douleurs au gros orteil des deux pieds et plus tard aux articulations tibio-tarsiennes, les avait vu complétement disparaître. Mais presqu'en même temps le gras des jambes était devenu le siége de douleurs fort incommodes. M. N... ne cessait de se plaindre de cet état, et demandait avec instance quelque remède pour en être délivré. Voyant que nous ne voulions rien faire dans ce but, car il était évident pour nous qu'il fallait maintenir sur les jambes la goutte qui s'y était fixée, M. N... va trouver un autre médecin qui prescrit les bains de mer, peut-être parce que c'était alors l'époque à laquelle on les prenait.

« Comme dans les deux cas précédents, les douleurs disparaissent, mais une métastase a lieu. M. N... est sujet depuis lors à une irritation des intestins et de la muqueuse pulmonaire, qui a résisté à tout, la goutte n'a pu être ramenée sur les extrémités inférieures. »

Il est à présumer, nous le répétons, que les médecins qui ont prescrit les bains de mer dans ces divers cas, s'en fussent abstenus s'ils avaient su que c'était à la goutte qu'ils avaient affaire. Les bains de mer ont, en effet, une action répercussive, qui ne saurait être méconnue. Or, la goutte répugne à l'emploi de tout moyen qui est susceptible de la faire disparaître du siége qu'elle se donne sur les extrémités. Si on l'en chasse, elle ne se porte que trop fréquemment sur les cavités splanchniques. Elle contre-indique donc l'emploi des bains de mer. Et, non-seulement elle contre-indique l'emploi de ces bains, mais elle répugne à l'usage des eaux thermales, prises en bains ou en douches, quelles qu'elles soient. Celles-ci font disparaître ou diminuent, à la vérité, bien des fois les douleurs articulaires, mais la diathèse n'en éprouvant aucune modification, elle n'engendre pas moins des mouvements fluxionnaires qui, ne trouvant pas les articulations aussi aptes à les recevoir, se portent sur les viscère splanchniques. Il n'est pas jusqu'aux bains dits *domestiques* qui ne soient contraires à la goutte; ils facilitent sa rétrocession sur les organes intérieurs. La goutte est l'ennemi des bains de quelque nature qu'ils soient, et surtout de ceux qui sont froids.

§ V.

Ce que nous venons de dire pour la goutte fait prévoir ce que nous pensons des bains de mer par rapport à l'*affection rhumatismale*. L'action répercussive de ces bains contre-indique de la manière la plus formelle leur emploi dans cette maladie. Et cependant nous ne pouvons pas dire qu'on ne les ait pas conseillés dans cette circonstance. Nous avons eu connaissance d'individus atteints de douleurs rhumatismales, envoyés des villes de l'intérieur à la mer pour y prendre des bains à la lame. L'effet qu'ils ont produit n'a pas besoin d'être signalé. Les douleurs articulaires s'y sont exaspérées, et les malades ont bien vite jugé de la valeur du conseil qui leur avait été donné.

Nous connaissons d'autres faits plus nombreux, dans lesquels ces bains ont été prescrits pour tel ou tel motif, malgré l'existence de douleurs rhumatismales bien connues.

Ainsi, nous avons déjà parlé en commençant d'un individu atteint de l'infirmité diaphorétique, à qui les bains de mer furent prescrits pour donner du ton à la peau, alors pourtant que le médecin savait que le consultant avait de temps à autre de légères atteintes de rhumatisme.

Nous avons connaissance d'un autre fait analogue, en ce sens que ces bains furent prescrits, malgré l'existence de quelques douleurs rhumatismales articulaires, pour relever une constitution fortement compromise.

« Un jeune homme avait éprouvé une détérioration notable de sa santé, à l'occasion d'une maladie vénérienne qui avait nécessité un traitement de longue durée. Il éprouvait, en outre, de temps à autre de légères douleurs rhumatismales à l'articulation du genou ; les bains de mer sont prescrits dans l'intention de donner du ton, de remonter les forces ; la contre-indication présentée par les douleurs rhumatismales est négligée.

« Le résultat des bains de mer fut un rhumatisme articulaire des plus violents. »

Nous n'avons pas besoin d'insister davantage sur ce sujet. L'affection rhumatismale se trouve tout aussi mal des bains de mer, qu'elle éprouve une modification avantageuse par l'usage des eaux thermales sulfureuses.

Quant aux bains d'eau de mer chauffés de 27 à 30 degrés Réaumur, que l'on a prescrits à des rhumatisants, ils sont sans aucun danger ; mais leur vertu est aussi plus que douteuse.

§ VI.

Une grande question se présente à présent à nous : Quelle est l'action des bains de mer dans les *maladies nerveuses ?*

Il y a peu de temps encore qu'on n'eût pas songé à prescrire les bains de mer pour une maladie nerveuse ; et une complication de ce genre eût même éloigné de l'idée de les ordonner, alors pourtant qu'ils eussent semblé convenir pour telle ou telle autre affection. Aujourd'hui on est généralement plus facile ; les bains de mer sont une panacée universelle, ils conviennent à tout, et ils ne sauraient être oubliés dans les maladies nerveuses, si réfractaires le plus souvent aux moyens thérapeutiques.

Les bains de mer peuvent bien avoir du succès

dans quelques-unes de ces maladies, mais ils sont souvent sans résultat aucun, et bien souvent aussi leur action est fâcheuse. Il y a donc probablement des distinctions à faire dans cette affection, et c'est ce dont nous avons à nous occuper avant d'aller plus loin.

Nous avons besoin, en effet, de rappeler que si les individus d'un tempérament nerveux sont ceux qui sont les plus sujets aux maladies nerveuses, cependant ces maladies ne leur sont pas, bien s'en faut, exclusives, puisqu'on les rencontre aussi chez les tempéraments lymphatiques ou bilieux. Cette différence de tempérament chez les individus atteints de ces maladies peut, jusqu'à un certain point, rendre raison pourquoi tel moyen qui est accepté volontiers par certains sujets, ne peut être toléré par certains autres.

Ainsi, l'individu d'un tempérament nerveux, avec peu de forces radicales, est doué d'une sensibilité vive ; il est aussi désagréablement impressionné par le chaud que par le froid. Un bain chaud le surexcitera à un point extrême ; un bain froid produira chez lui un état spasmodique presque morbide. Le bain qui lui convient est celui qui est au même degré que la température extérieure du corps. Il est entendu toutefois que nous envisageons la question au point de vue le plus général et que nous laissons de côté les exceptions.

Les individus de tempérament lymphatique ou

bilieux, au contraire, supporteront bien plus facilement, et sans inconvénient notable, un bain d'une température trop élevée ou trop basse.

Supposons à présent que les bains de mer soient prescrits à des sujets de l'un ou de l'autre de ces tempéraments, abstraction faite de la maladie qu'ils peuvent avoir, ou bien en supposant que cette maladie soit de celles qui indiquent leur emploi, qu'arrivera-t-il? Il arrivera que ces bains seront souvent impossibles à ceux dont le tempérament sera nerveux, à ceux par conséquent à qui ils seraient surtout convenables, tandis qu'ils seront facilement supportés par les malades à tempérament lymphatique ou bilieux.

Ainsi donc, nous commençons par établir que les bains de mer étant généralement mal supportés par les individus de tempérament nerveux, il est fort difficile de croire que ces bains seront souvent avantageux dans les maladies nerveuses dont ils seront atteints.

Mais toutes les maladies nerveuses ne sont pas de la même nature, bien s'en faut; et c'est encore ici que nous trouvons la différence que l'on remarque dans les effets de tel ou tel moyen thérapeutique.

Il est des maladies nerveuses qui tiennent par dessus tout à des forces peu considérables et perverties, et c'est cette perversion qui amène des lésions de fonction du côté de tel appareil, de tel organe; dans les autres, cette perversion des forces n'est que secondaire, elle est subordonnée à l'existence de telle ou telle affection, diathésique le plus souvent.

Les maladies nerveuses de la première classe sont produites le plus fréquemment par des passions diverses (chagrins, haine, jalousie, etc.), par les excès vénériens, l'onanisme, par des travaux intellectuels trop prolongés, etc., toutes causes qui amènent la diminution, la perversion des forces et consécutivement l'appauvrissement du sang, ce grand modérateur des nerfs. Ce sont les maladies nerveuses de cette classe qui seraient susceptibles, pour la plupart du moins, d'être amendées par les bains de mer, si ces bains pouvaient être supportés. Mais ces maladies ne se montrent guère que chez les individus de tempérament nerveux, et nous venons de voir que ces individus supportent en général fort mal ces bains. Leur sensibilité s'exalte ; l'état spasmodique se développe ou augmente, et avec de pareilles conditions, l'amendement d'une maladie, quelle qu'elle soit, et surtout d'une maladie nerveuse, est à peu près impossible. Il y aurait certainement plus de chances de succès, dans des cas pareils, pour les tempéraments lymphatiques et bilieux qui s'accommodent plus facilement de la température peu élevée de ces bains ; mais les maladies nerveuses de ce genre sont rares chez eux. Les

7

mêmes causes produisent sur ceux-ci des effets différents, parce que les aptitudes vitales ne sont plus les mêmes. Chez les individus de tempérament lymphatique, par exemple, ces causes amèneront plutôt, soit un simple affaiblissement des forces, soit une affection scrofuleuse.

Les maladies nerveuses de la seconde classe tiennent, avons-nous dit, à ce que les lésions du dynamisme sont sous la dépendance d'un état affectionnel, tel qu'une diathèse (scrofuleuse, dartreuse, teigneuse, goutteuse, rhumatismale), ou bien qu'elles sont liées à la suppression d'une évacuation physiologique (menstrues) ou pathologique (hémorroïdes, vieilles plaies, fistule, etc.), ou artificielle (exutoire plus ou moins ancien). Les maladies de cette classe sont les plus communes ; on les rencontre bien plus souvent que celles dont nous avons déjà parlé.

D'après la nature diverse des maladies nerveuses de cette deuxième classe, on voit que les bains de mer ne peuvent pas indifféremment leur convenir. Qu'ils conviennent, en effet, dans celles qui seront sous l'influence de la diathèse scrofuleuse, il est évident qu'on aura des chances pour en obtenir de bons effets, car cet état affectionnel est celui qui les supporte le mieux, et peut en recevoir un amendement quelconque. Mais si la maladie nerveuse est sous la dépendance de telle autre de ces diathèses, peut-on espérer d'être aussi heureux? certainement non, puisque nous avons établi que les diathèses dartreuse, teigneuse, goutteuse et rhumatismale, répugnaient singulièrement à l'emploi de ce moyen, et que les accidents les plus graves pouvaient même en être la conséquence.

Qui est-ce enfin qui pourrait avoir l'idée de prescrire les bains de mer pour une maladie nerveuse développée à la suite de la suppression des menstrues, des hémorroïdes, d'une vieille plaie, d'un exutoire, etc. ! L'indication est tout autre, et elle est bien claire.

On voit donc déjà, par ce premier coup d'œil, que les bains de mer ne peuvent convenir que pour des cas assez peu communs de maladies nerveuses. Ils conviendront rarement pour celles de la première classe, parce que leur température peu élevée les fera mal supporter; ils conviendront rarement encore pour celles de la seconde, en raison de leur nature qui en contre-indiquera souvent l'emploi.

Si toutes les maladies nerveuses pouvaient être rapportées aux deux classes que nous venons d'établir, il serait assez facile de préciser quelles sont celles qui sont susceptibles d'éprouver quelque amélioration de l'usage des bains de mer ; quelles sont celles, au contraire, qui en repoussent l'emploi. Mais il est une troisième classe de maladies nerveuses qui, montrant tout à la fois et l'existence d'un tempérament nerveux et une affection diathésique, tend à rendre les indications thérapeutiques moins faciles à saisir ; et cette troisième classe est celle qui comprend le plus grand nombre de ces maladies.

Que l'on s'enquierre, en effet, avec soin quand on est consulté par un individu atteint de maladie nerveuse, des diverses conditions qui ont pu concourir à son développement, et l'on verra que c'est le plus souvent à une maladie de cette troisième classe que l'on a affaire. Le sujet aura un tempérament nerveux plus ou moins prononcé, et avec ce tempérament on reconnaîtra l'existence, ou du moins la prédisposition héréditaire de telle diathèse (dartres, scrofules, teigne, goutte, rhumatisme). Et alors l'indication des bains de mer sera encore moins facile à déterminer, parce que, pouvant convenir pour la diathèse scrofuleuse, par exemple, il sera à craindre qu'elle ne soit mal acceptée par le tempérament, tandis que d'autres fois le tempérament pourrait à la rigueur s'en accommoder, alors que la diathèse, telle que la goutte, le rhumatisme, les dartres, etc., la repoussent complétement.

On voit donc combien est difficile à saisir l'indication des bains de mer dans les maladies nerveuses, et l'on doit comprendre pourquoi ces maladies se trouvent, en général, si mal de leur usage.

Nous devons enfin ajouter qu'il est certains phénomènes que l'on appelle *nerveux* qui ne constituent cependant pas une maladie nerveuse dans le sens rigoureux que l'on attache à cette expression. Nous voulons parler de ces lésions fonctionnelles qui sont liées à tel état de débilitation accidentelle plus ou moins profonde de l'économie, et qui n'ont besoin pour disparaître que du retour des forces. Nous n'avons qu'à signaler ces lésions de fonction qui surviennent du côté de tel ou tel organe à l'occasion d'hémorrhagies abondantes, de saignées intempestives, de purgatifs réitérés, etc. Le sang a été appauvri, et c'est par suite de cet appauvrissement qu'il est survenu des spasmes, des douleurs nerveuses, etc. Le phénomène nerveux est purement symptomatique de cet état. Que l'on relève les forces par l'éloignement des causes, par un bon régime, par des médicaments appropriés, et ces symptômes disparaissent. Les bains de mer peuvent rendre des services dans quelques-uns de ces cas, mais presque toujours ils sont formellement contre-indiqués, soit par des forces insuffisantes, soit par les conditions diverses qui ont amené cette débilitation.

Après avoir envisagé les maladies nerveuses à ce premier point de vue, c'est-à-dire au point de vue affectionnel, abstraction faite de la forme qu'elles se donnent, de l'appareil, de l'organe sur lequel elles semblent se localiser, nous avons à les examiner sous ce dernier rapport ; et, ici encore, nous verrons combien peu souvent elles réclament l'emploi des bains de mer.

Les douleurs dites nerveuses qui affectent, tantôt les branches nerveuses, tantôt les organes, ne paraissent s'amender que bien rarement sous l'emploi de ces bains.

Nous connaissons des faits de *névralgie faciale* ou *intercostale* dans lesquels ce moyen thérapeutique a produit une exaspération manifeste.

La douleur nerveuse *des organes* n'a pas meilleure chance d'en éprouver un amendement quelconque, bien loin de là. Nous avons vu la *migraine* devenir encore plus insupportable chez un jeune homme qui, lassé de ne trouver aucun soulagement à sa maladie, et, par manière d'expérimentation, avait passé près d'un mois à la mer. Chez un autre qui y était allé, non pour la migraine dont il était aussi atteint, mais pour un rachitis commençant, le même effet fut produit. Cependant cette exaspération n'est pas constante, car nous avons eu connaissance de quelques individus sujets à cette maladie, qui, après avoir fait usage de ces bains, n'avaient éprouvé de ce côté ni aggravation, ni amélioration aucunes.

La *gastralgie* s'exaspère sous l'influence des bains de mer, probablement en raison de leur action centripète, qui tend à porter, chez les individus nerveux notamment, les mouvements sur les organes intérieurs. Nous en dirons tout autant pour l'*entéralgie*, l'*hépatalgie*, la *néphralgie;* ce moyen ne saurait davantage leur convenir.

Nous ne sachions pas que l'on ait conseillé l'usage de ces bains dans les douleurs nerveuses des organes *genito-urinaires* chez l'homme; les eaux thermales sulfureuses ou salines leur seront certainement toujours préférées. Mais nous avons connu une dame qui avait été envoyée à la mer pour une *hystéralgie*, et qui n'en retira qu'une aggravation notable de son état.

L'*hypocondrie*, au dire de certains auteurs, aurait été guérie par les bains de mer. Cette maladie est si réfractaire aux moyens thérapeutiques ordinaires, qu'on est autorisé par ces faits, bien qu'ils soient un peu vagues, à essayer de ces bains. Si les douleurs ou autres symptômes si variés que présentent les hypocondriaques, s'exaspéraient, on devrait y renoncer.

Les maladies nerveuses du genre *spasme*, ont reçu maintes fois la prescription des bains de mer. Dans quelques cas peu communs, elles en ont éprouvé une influence avantageuse; le plus souvent elles n'en ont reçu aucun amendement ou bien même elles ont montré une exaspération notable. Cette différence de résultats a tenu principalement à l'espèce de la maladie.

L'épilepsie n'est jamais probablement devenue pour aucun médecin un sujet d'indication pour l'usage des bains de mer. Le cerveau joue un trop grand rôle dans cette maladie, et ses fonctions pourraient être influencées d'une manière trop fâcheuse par la température peu élevée de ces bains, pour qu'on ait pu songer à leur emploi dans ces circonstances. Le danger que courrait d'ailleurs le malade par l'arrivée possible d'une attaque, alors qu'il serait dans l'eau, doit éloigner de la prescription d'un moyen semblable.

L'hystérie répugne tout autant à l'usage des bains de mer, soit par l'excessive sensibilité de la femme qui en est atteinte, sensibilité qui lui fait mal supporter la température peu élevée de l'eau, soit parce que le bain lui-même peut devenir la cause d'une attaque d'hystérie. On les a pourtant prescrits, tantôt uniquement pour chercher à guérir cette maladie, tantôt malgré l'existence de cette maladie, dans le but de remplir telle ou telle autre indication. Ainsi, nous avons vu envoyer à la mer une jeune femme, atteinte d'hystérie, parce que l'on voulait guérir une tumeur blanche, qu'elle avait au genou. Des attaques plus fréquentes et plus longues forcèrent bientôt de renoncer à ce moyen.

La *chorée* ou *danse de St-Guy* est peut-être, de toutes les maladies nerveuses, celle qui est la plus susceptible d'éprouver de l'amendement sous l'action des bains de mer ; mais encore faut-il tenir compte des diverses causes qui peuvent contre-indiquer leur emploi. Ainsi la suppression de tel ou tel mouvement fluxionnaire physiologique, pathologique, ou artificiel, indiquera certainement autre chose que l'emploi des bains de mer. Dans le cas où toute contre-indication manque, ces bains peuvent rendre des services. Ils agissent avantageusement par leur action tonique ; et il ne faut pas être surpris qu'il en soit ainsi, lorsque nous voyons chaque jour que les bains domestiques légèrement froids, que les bains de rivière, sont un des moyens qui contribuent le plus à l'amélioration ou même à la guérison de cette maladie. Voici du reste un fait qui vient à l'appui de ce que nous avançons :

« Un jeune homme de seize ans, d'un tempérament lymphatique-nerveux, d'une constitution un peu délicate, nous fut amené en 1851 pour de légers mouvements convulsifs qu'il éprouvait dans les deux membres supérieurs qu'il agitait tantôt simultanément, tantôt séparément. Il était affecté en outre d'un mouvement semblable de la tête qu'il jetait soit d'un côté, soit de l'autre. La maladie existait depuis deux ans environ ; aucune cause appréciable ne pouvait lui être assignée.

« Le premier médecin qu'on avait consulté avait prescrit de l'assa-fœtida et des bains domestiques, sans spécifier toutefois quelle devait être leur température. Aussi le malade les mettait-il à la température de la surface cutanée, c'est-à-dire qu'ils étaient chauds. Ce traitement continué pendant près de trois mois n'eut aucun résultat.

« Un nouveau traitement à peu près homéopatique, puisqu'il fût établi sur le principe : *similia similibus curantur*, fut entrepris. La strichnine fut donnée à une dose fort petite : 1/15e de grain par jour. Mais on fut bientôt forcé d'y renoncer, les mouvements convulsifs étant devenus encore plus incommodes.

« Ce fut alors qu'on nous présenta le malade ; c'était en mai 1851. Nous conseillâmes l'usage des bains de mer, lorsque la saison serait plus avancée, ainsi que l'assa-fœtida à dose progressivement élevée de 2 à 6 grains seulement par jour. Mais nous insistâmes pour que le malade ne fît jusqu'à cette époque aucun traitement ; nous voulions pouvoir agir sur une économie parfaitement reposée des divers moyens auxquels elle avait été déjà soumise. Nous insistâmes enfin pour que le malade ne se bornât pas à prendre un simple bain dans la mer, mais qu'il s'y livrât à l'exercice de la natation, afin d'exercer les membres supérieurs, de leur donner plus de force et de rompre par là plus facilement le spasme.

« Nos prescriptions furent exactement remplies, et le malade éprouva une amélioration sensible, non-seulement du côté des mouvements convulsifs, mais encore dans sa constitution qui y devint plus forte. Il est probable que cette dernière circonstance n'a pas été étrangère à l'amendement survenu dans la maladie. Une seconde saison des bains de mer acheva de le guérir. »

Voici un autre fait que nous trouvons consigné dans la thèse (1) de M. Durruty, et que celui-ci tient du professeur Boyer.

« Un enfant de dix ans, d'une intelligence remarquable, excessivement nerveux, fut guéri, après quarante bains, d'une chorée assez intense avec mouvements convulsifs des divers muscles de la face. Trois autres saisons éteignirent la susceptibilité nerveuse, et donnèrent aux muscles le développement et l'énergie qui leur manquaient. »

Le fait suivant, contenu dans le même travail, doit aussi être rapporté à la chorée.

« Un jeune homme se livra à l'onanisme et à des excès vénériens. A vingt-neuf ans il eut des tremblements dans tous les membres, et ces parties s'affaiblirent ; il était d'une grande susceptibilité nerveuse, agité par des rêves pénibles, sans appétit et sans sommeil ; les bains de mer le rétablirent. »

Ce résultat avantageux des bains de mer dans la chorée s'accorde parfaitement, comme nous

____

(1) *Des bains de mer en général.* 1853.

l'avons déjà dit, avec celui qu'on retire des bains domestiques frais ou de rivière.

Les *palpitations du cœur* éprouvent bien rarement un bon effet de l'usage des bains de mer. Nous avons vu plusieurs personnes qui en étaient atteintes, envoyées à la mer, soit en raison de la faiblesse de leur constitution, soit pour une diathèse scrofuleuse, et chez presque toutes les palpitations étaient devenues plus fréquentes. L'immersion dans l'eau les rendait plus incommodes par la sensation douloureuse qui survenait du côté du cœur. Nous regardons cette maladie, lorsqu'elle existe à un certain degré, comme constituant une contre-indication aux bains de mer, quelles que soient d'ailleurs les raisons qui pourraient engager à les prescrire.

On a ordonné quelquefois les bains de mer à des enfants qui étaient sujets aux *convulsions* ou qui du moins en avaient déjà eu. L'indication qu'on a voulu remplir, dans ce cas, n'a pu être que celle de fortifier la constitution, de prévenir de nouvelles attaques. Nous savons que dans quelques cas on a réussi ; l'enfant est devenu plus fort, les convulsions n'ont pas reparu. Et cependant nous n'en serions pas disposé davantage à les prescrire dans des conditions semblables ; la vie de l'enfant nous paraît trop exposée par l'emploi de ce moyen.

Les bains de mer ne conviennent pas dans les

convulsions des enfants pour plusieurs raisons. Il y a, en effet, chez eux défaut à peu près complet des forces radicales, soit en raison du très-jeune âge auquel surviennent ordinairement ces convulsions, soit en raison de leur constitution, qui le plus souvent est délicate. Ils ont peu de chances de réagir, d'une manière avantageuse, contre la température peu élevée de l'eau. Les convulsions peuvent donc reparaître d'abord sous l'influence de l'état spasmodique qu'amène le refroidissement du corps ; elles peuvent encore reparaître comme symptôme de la suppression de la transpiration insensible ; elles peuvent enfin reparaître parce que la cause, le plus souvent diathésique, qui les a primitivement produites, est susceptible d'être de nouveau mise en jeu par le bain, qui remplit le rôle d'une cause occasionnelle. Il n'y a pas le moindre doute pour nous, au danger le plus grave qui existe sous de pareilles conditions. Il faut fortifier la constitution par des moyens moins chanceux, plus sûrs. Et ce qui montre que ces bains sont alors pleins de danger, c'est le fait rapporté par le docteur Pouget (1), qui raconte qu'il a vu survenir des convulsions et une paralysie du bras droit chez un enfant soumis aux

---

(1) *Observations sur l'emploi hygiénique et médical de l'eau de la mer.*

immersions. Il est vrai que ce médecin attribue ici le développement des convulsions plutôt au mode du bain, dit par immersion, qu'au bain en lui-même ; mais qui peut répondre que telle en a été la cause ; et n'est-ce pas tout aussi bien la température peu élevée de l'eau qui les a produites ?

Les maladies nerveuses que nous venons de signaler, ne sont certainement pas les seules qui existent ; mais ce que nous venons de dire à leur sujet suffit pour montrer quelle est la conduite à tenir, quand on a affaire à d'autres maladies de cette classe. Les bains de mer ne peuvent leur convenir que d'une manière presque exceptionnelle. La danse de St-Guy nous paraît être celle qui réclamera le plus souvent leur emploi ; encore même pourra-t-on les remplacer bien des fois par les bains de rivière ou même par les bains dits *domestiques*, mis à une température équivalente ; leur efficacité est depuis longtemps reconnue dans cette maladie.

§ VII.

Quelques médecins ont poussé si loin la manie des bains de mer, qu'ils ont été jusqu'à les prescrire pour la *chlorose*, comme si l'on ne possédait pas dans les ferrugineux un moyen bien plus efficace et plus sûr.

Mais qu'est-ce qui constitue la chlorose? C'est

un mode morbide particulier, dans lequel il y a tout à la fois diminution et perversion des forces. Et c'est à la suite de cet état des forces que le sang s'appauvrit, que les solides sont sans énergie, et que surviennent les palpitations du cœur, une respiration plus ou moins difficile, la gastralgie, les douleurs de tête, une fatigue générale, etc. Or, il nous semble que ce défaut des forces radicales, qui fait le fond de cette affection, doit indiquer *à priori* que les bains de mer ne peuvent être que difficilement supportés par les malades, et qu'ils sont même entourés de beaucoup de danger. Voici d'ailleurs ce qui survient à celles qui les prennent. Nous citons les propres paroles d'un inspecteur-général des bains de mer de *** (1) :

« Le premier bain froid impressionne vivement les filles chlorotiques et les *suffoque au plus haut degré*. Il n'est pas rare aussi de voir le sentiment d'oppression qui suit la sortie du bain, persister chez elles pendant *quelques heures. Plusieurs saisons* sont habituellement nécessaires pour conduire la guérison à sa fin ; aussi doit-on seconder et continuer l'action des eaux par une bonne alimentation, un régime substantiel, par l'exercice et par l'administration des ferrugineux. »

---

(1) *Recherches sur l'usage et les effets hygiéniques et thérapeutiques des bains de mer.* Paris, 1844.

On voit d'après ces quelques lignes quels sont les effets immédiats produits par le bain de mer chez la fille chlorotique : c'est la suffocation au plus haut degré, et cette suffocation dure maintes fois plusieurs heures après le bain ! Quant aux effets plus ou moins éloignés, c'est-à-dire la guérison, il est nécessaire de *plusieurs saisons* pour l'obtenir ! Et si cette guérison a lieu, ne faut-il pas l'attribuer plutôt aux ferrugineux, donnés, nous ne savons à quelle dose !

Nous avons à peine besoin d'ajouter que la chlorose n'a besoin pour guérir, et pour guérir en quelques semaines, que des ferrugineux prescrits à dose convenable et d'une bonne diététique.

§ VIII.

Un coup d'œil sur les *fluxions* considérées d'une manière générale et par rapport aux bains de mer qu'on prescrit si souvent pour les guérir, nous semble ici nécessaire.

Et d'abord rappelons que toute fluxion suppose une affection ou état morbide général, sous la dépendance de laquelle elle existe. Il n'y a fluxion que parce qu'il y a une affection pour la produire.

L'affection qui produit une fluxion est quelquefois accidentelle ; d'autres fois elle est de nature diathésique (scrofuleuse, dartreuse, teigneuse, goutteuse, rhumatismale).

Les fluxions dues à une diathèse peuvent se montrer alors qu'il existe chez les sujets une somme de forces radicales très-suffisante, considérable même ; mais elles se développent d'autant mieux, et ceci est un principe important qu'il ne faut jamais oublier, que les forces font défaut. Cela est vrai pour les fluxions de nature diathésique, comme pour toutes les fluxions en général.

Une fluxion aiguë ne nécessitera jamais l'emploi des bains de mer. On ne les prescrit que pour les fluxions chroniques, ou bien pour celles qui reviennent à époques plus ou moins rapprochées.

Mais quelles sont les fluxions de cette classe qui réclameront l'usage de ces bains? Ce ne sera certainement pas une fluxion qui sera sous la dépendance d'une diathèse goutteuse, ni rhumatismale, ni teigneuse, ni dartreuse, car les bains de mer n'ont aucune action sur elles, et ils sont très-aptes à favoriser une métastase. Ce ne sera pas davantage pour une fluxion érésipélateuse habituelle. Ce ne sera que pour celles dont la nature sera scrofuleuse que ces bains pourront être prescrits, et ici ils pourront être avantageux, soit parce qu'ils conviennent en eux-mêmes pour cette diathèse, soit parce qu'ils contribuent à relever les forces, qui ne sont jamais à un bien haut degré chez les sujets scrofuleux.

Les fluxions de nature scrofuleuse sont donc les seules qui puissent réclamer l'emploi des bains de mer. Mais il faut se garder de croire que cette indication soit absolue ; elle trouve de nombreuses exceptions dans le siége de la fluxion (appareil respiratoire notamment) et dans les complications qu'elle peut rencontrer, ainsi que nous l'avons dit quand nous nous sommes occupé de la diathèse scrofuleuse.

§ IX. -

Les hémorrhagies sont devenues, dans certaines occasions, un sujet d'indication des bains de mer.

L'hémorrhagie fluxionnaire se trouve bien, dans quelques cas, de l'usage de ces bains. Ainsi, l'épistaxis qui se manifeste d'une manière plus ou moins fréquente chez les enfants, les adolescents, et qui est liée ordinairement, soit à une constitution faible, soit à la diathèse scrofuleuse, et maintes fois à ces deux conditions réunies, ne peut que recevoir de l'amendement sous l'emploi des bains de mer. La constitution a pris plus de force, la diathèse scrofuleuse s'est calmée, et le flux sanguin vers les fosses nasales est devenu plus difficile ou impossible.

Mais nous ne voyons guère que cette espèce qui puisse réclamer ce moyen thérapeutique, car pour toute hémorrhagie fluxionnaire ayant son siége sur un autre point, les bains de mer seraient loin d'être sans danger quelle que fût du reste sa nature. Ainsi, personne n'aura probablement jamais l'idée de les prescrire pour une hémoptysie; elle ne pourrait que devenir plus grave, et le parenchyme pulmonaire participerait peut-être à la fluxion. L'hémorrhagie intestinale habituelle se trouverait tout aussi mal de leur emploi. Nous en dirons autant de la métrorrhagie et de l'hématurie. Ces hémorrhagies contre-indiquent déjà par leur siége les bains de mer; et si, malgré cette contre-indication, ces bains sont mis en usage, le flux sanguin peut bien s'arrêter, mais la fluxion qui le produisait ne manque guère de se porter sur un autre point, et le plus souvent sur un organe important, où elle amène des désordres plus ou moins graves.

Quant aux hémorrhagies passives, pour lesquelles les bains de mer ont été plus particulièrement conseillés, nous ne voyons pas qu'ils puissent leur convenir. Une hémorrhagie passive est liée à un défaut prononcé des forces. Or, nous avons dit qu'il fallait une certaine somme de ces forces, pour que les bains de mer puissent être supportés sans aucun risque. Ce moyen ne peut donc convenir ici: quel que soit d'ailleurs le siége de l'hémorrhagie. On obtiendra bien plus de succès des préparations de fer, de quinquina, du ratanhéa, du tannin et d'une bonne diététique. Le malade ne courra d'ailleurs aucun danger.

QUATRIÈME PARTIE.

Nous venons de nous occuper des bains de mer au point de vue surtout des affections ou états morbides généraux, nous avons à les examiner à présent plus particulièrement dans les maladies locales, sans négliger toutefois l'affection qui peut leur avoir donné naissance. Nous n'avons pas besoin d'ajouter, que nous ne nous bornerons pas à examiner les indications que ces maladies peuvent présenter à l'emploi de ces bains, mais que nous verrons aussi quelles sont les contre-indications qu'elles fournissent à leur usage, question presque aussi importante que la première, puisque ce sont ces contre-indications dont on ne tient pas suffisamment compte, qui rendent l'action de ce moyen thérapeutique maintes fois si funeste.

§ Ier

Des *congestions cérébrales*, plus ou moins habituelles fournissent une contre-indication à l'usage des bains de mer. Les mouvements vers la périphérie étant moins faciles, il y a refoulement de ces mouvements vers l'intérieur, et s'il y a un organe délicat, susceptible, c'est vers cet organe que des fluxions auront de la tendance à s'opérer. Cette proposition est tellement évidente qu'elle constitue presque un axiome. Aussi n'aurions-nous pas besoin de rapporter des faits pour l'appuyer ; nous nous bornerons au suivant :

« B....., âgé de 38 ans, ouvrier forgeron, d'un tempérament sanguin-bilieux, d'une bonne constitution, sujet aux congestions cérébrales, alla à la mer en 1845, pour faire prendre des bains à l'un de ses enfants. B..... était obligé de se mettre dans l'eau pour l'y maintenir. Dès les premiers bains, il éprouva un malaise inaccoutumé ; la tête était plus lourde, l'appétit moins bon que de coutume ; il était plus disposé au sommeil. Le huitième jour, B..... est à peine sorti de l'eau qu'il tombe sans connaissance ; la face est congestionnée, les membres supérieurs et inférieurs sont dans l'extension avec raideur convulsive.

« Un médecin qui était sur les lieux fait aussitôt une saignée du bras. Elle est à peine terminée que le malade ouvre les yeux, reprend connaissance, et remue ses membres devenus souples, alors qu'un instant auparavant ils étaient raides et inflexibles. D'autres moyens convenables furent employés, et B..... put quelques jours après reprendre les travaux de sa profession. Il est inutile de dire qu'il ne retourna pas à la mer. »

Nous ajouterons à ce fait, que les habitants des pays Basques, grands partisans des bains de mer de Biarritz, sont souvent obligés de se faire saigner à leur retour, à cause des congestions vers la tête qui en sont le résultat, alors même qu'auparavant ils n'avaient éprouvé aucun symptôme de ce côté. C'est du moins ce que nous a rapporté un médecin qui a habité ce pays pendant quelque temps.

Une disposition aux congestions cérébrales constitue donc une contre-indication aux bains de mer.

§ II.

L'*hémiplégie* plus ou moins ancienne dépend, comme on le sait, d'une lésion du cerveau. Prescrire les bains de mer dans ces circonstances, dans le but de donner de la force aux parties paralysées, c'est s'exposer à voir cet organe devenir le point de mire de quelque nouvelle fluxion, soit par la concentration des mouvements vers l'intérieur par l'action du froid seul, soit par la suppression si facile dans l'âge un peu avancé de la transpiration insensible, soit enfin parce que la cause qui a déjà déterminé l'apoplexie, peut se réveiller sous cette nouvelle influence. Et d'ailleurs que peut-on espérer des bains de mer dans cette circonstance? On compte sur leur action

tonique ; mais cette action tonique n'existe nullement pour la maladie à laquelle on veut l'appli-
quer ; elle fait complétement défaut, quand il
s'agit de lui faire relever la vie de telle partie
du système nerveux. Les bains de mer ont une
action tonique réelle quand il s'agit de favoriser
le développement de la constitution chez les
enfants et chez les adolescents ; ils font taire
ou amoindrissent une affection scrofuleuse ; voilà
à peu près leur spécialité. Hors de là leur influence est le plus souvent problématique. Nous
ajouterons que cette action est tout aussi spéciale,
que l'est celle de certaines autres eaux qui conviennent pour telle maladie plutôt que pour telle
autre, comme par exemple les Eaux-Bonnes pour
les maladies des voies respiratoires ; Vichy pour
les engorgements du foie, etc. Les eaux qui ont
une spécialité bien reconnue dans l'hémiplégie
chronique, sont celles de Balaruc. Leur réputation n'est pas à faire.

Les bains de mer ne conviennent donc nullement dans l'hémiplégie ; ils ne peuvent qu'exposer à une nouvelle attaque, sans qu'on puisse
espérer la moindre amélioration du côté de la
paralysie. Nous avons pourtant vu, il y a quelques années, un individu hémiplégique qui était
envoyé d'une commune voisine à la mer, dans
l'espoir que le côté du corps paralysé s'y revivifie-
rait. Nous cûmes toutes les peines du monde à

lui persuader que ces bains ne pouvaient lui convenir ; et nous le décidâmes à aller à Balaruc, conseil dont il se trouva fort bien.

La paralysie, qui survient quelquefois chez les enfants à la suite des convulsions, n'est pas plus susceptible de s'améliorer par les bains de mer que celle qui est le résultat d'une apoplexie. Nous concevons même à peine comment l'action des bains de mer est aussi mal appréciée, qu'on puisse croire qu'elle aura un effet salutaire dans ces circonstances, et nous concevons tout aussi difficilement que la valeur spéciale des eaux de Balaruc dans ces cas puisse être méconnue. Nous avons cependant vu deux jeunes filles atteintes toutes les deux de paralysie d'un membre inférieur, à la suite de convulsions, envoyées à la mer pour y guérir de cette maladie, et elles y étaient envoyées par un homme haut placé dans la science. Voici ces deux faits :

« En 1844, arrivait à Montpellier M. S..., du département de l'Allier, accompagné de sa fille âgée de dix ans, atteinte d'une paralysie du membre inférieur droit, avec atrophie et contracture de la jambe sur la cuisse. M. S..., qui nous était recommandé par un médecin de Paris, allait à Cette pour y faire prendre, sur la prescription d'une des célébrités de la Capitale, les bains de mer à sa fille.

« Nous dûmes dire à M. S... que l'état du membre paralysé, atrophié et contracturé, ne présentait aucune chance de guérison, et que, en supposant qu'une amélioration pût être obtenue, les bains de mer étaient, de toutes les eaux minérales, les moins susceptibles d'y contribuer. Nous ajoutâmes que, fort heureusement pour lui, il avait, tout à côté de Cette, les Bains de Balaruc dont la spécialité pour la paralysie était depuis long-temps reconnue.

« Le professeur Caizergues, qui fut consulté par M. S..., émit une opinion semblable à la nôtre.

« M. S..., qui avait fait 200 lieues pour suivre une ordonnance, tint pourtant à la remplir. Il voulut faire prendre à sa fille des bains de mer, dans la mer même. Le malaise qu'elle éprouva bientôt par la température de l'eau, bien qu'on fût dans le commencement de juillet, fut tel, qu'on dût y renoncer. Elle se mit dorénavent dans des baignoires contenant de l'eau de mer chauffée à une température telle, qu'aucune sensation de froid ne fût ressentie. Après une quinzaine de jours de leur usage, aucun effet n'étant obtenu, M. S... mena sa fille à Balaruc, où il ne fut pas plus heureux. La maladie était de nature à ne céder à aucun moyen thérapeutique. »

En effet, lorsque la paralysie est arrivée au point où il y a atrophie et contracture du membre, nul changement heureux ne peut être attendu ; la maladie est incurable.

Voici le second de ces faits :

« Tout en même temps que M. S... se trouvait à Cette, il y avait aussi M. le baron de L..., des environs de Paris, envoyé encore aux bains de mer pour sa fille, âgée de onze ans, qui était dans le même état que celle de M. S..., c'est-à-dire qu'elle était atteinte de paralysie, avec atrophie et contracture d'un des membres inférieurs. Ces bains avaient été prescrits par le même médecin qui les avait ordonnés pour la fille de M. S..., et c'était encore le même qui les avait prescrits au sujet de notre quatrième observation, le sieur N... atteint de l'infirmité diaphorétique. »

Ici encore les bains furent essayés dans la mer ; ils ne purent être supportés. On fit chauffer l'eau, et le bain fut pris dans une baignoire. Après plus d'un mois de leur usage, aucun résultat n'avait été obtenu. »

Les bains de mer, nous le répétons, ne peuvent avoir aucune influence avantageuse sur la paralysie, quelle qu'en soit du reste la cause.

Ce qui vient encore à l'appui de ce que nous disons, c'est que nous avons vu envoyer à la mer plusieurs individus atteints de *paraplégie* incomplète, et aucun d'eux n'a pu en obtenir la moindre amélioration pour son état.

Non-seulement, nous le répétons, les bains de mer n'ont aucune action sur la paralysie ; mais il est fort à craindre de plus que, par leur température peu élevée, ils n'aient tous les inconvénients, les dangers que nous avons déjà signalés plusieurs fois, c'est-à-dire qu'ils peuvent supprimer, ou du moins diminuer la transpiration insensible, et déterminer par suite un mouvement fluxionnaire sur l'organe d'où dépend la paralysie, le cerveau ou la moelle; ou bien encore, ils réveillent l'affection, cause première de la paralysie. Enfin si, pour conjurer ces daugers, on donne à l'eau de mer la température qu'a la surface du corps, ces bains perdent toute leur vertu qui consiste, sinon uniquement, du moins à peu près exclusivement dans le peu de calorique qu'ils possèdent.

§ III.

Si la paralysie, quel que soit son siége, quel que soit le degré auquel elle se montre, n'est pas susceptible de s'amender sous l'emploi des bains de mer, il n'en est pas de même de la faiblesse des membres inférieurs que présentent quelques enfants dans le très-jeune âge.

Il n'est pas du tout rare de voir des enfants parvenus à l'âge de deux ans, de près de trois ans même, qui ne peuvent encore marcher. Ils ont de la peine à se soutenir sur leurs jambes, alors pourtant qu'une main leur vient en aide. Cet état attriste les parents, qui ne voient qu'après le moment où leurs enfants pourront courir et gambader ; et ils ne manquent guère de demander des conseils aux hommes de l'art.

Quelle que soit la nature de cette faiblesse des membres inférieurs, à quelque cause que l'on puisse l'attribuer, on se trouve généralement bien de l'emploi des toniques. Les bains aromatiques, les frictions sur la région lombaire avec la teinture de quinquina ou le liniment de Rosen, le vin amer, un régime fortifiant procurent souvent des succès. Si ces moyens sont insuffisants, les bains de mer peuvent être conseillés ; ils ont donné maintes fois des résultats qu'on n'osait plus attendre.

Nous devons toutefois faire observer que si l'on prescrit ces bains malgré l'âge peu avancé des enfants, il faut du moins trouver dans leur constitution assez de force pour dominer facilement la température peu élevée de l'eau de la mer. On ne saurait apporter trop de soin à bien choisir la saison et le moment le plus favorables. Les effets du bain doivent être d'ailleurs suivis avec soin.

Nous croyons, du reste, que cet état de faiblesse des membres inférieurs constitue un de ces cas exceptionnels qui indiquent l'emploi des bains de mer dans un âge encore si tendre.

§ IV.

Les *fluxions au visage* ont donné lieu quelquefois à la prescription des bains de mer. Qu'il en soit ainsi pour ces fluxions qui ont pour siége les ailes du nez et les parties voisines, et qui sont sous la dépendance de la diathèse scrofuleuse ; rien n'est plus rationnel. L'expérience a montré l'avantage de ces bains dans des cas pareils. Mais quand les fluxions du visage sont de toute autre nature, qu'elles tiennent par exemple à la diathèse teigneuse, ce qui n'est pas rare ; à un érésipèle habituel, etc., les bains de mer ne sont pas sans danger, attendu qu'ils ne font que supprimer la fluxion sans modifier en rien l'état général. Une métastase est alors à redouter, ou bien il surviendra telle maladie dite nerveuse.

« Ainsi, nous avons vu envoyer à la mer une jeune fille atteinte depuis plusieurs mois, au nez et à tout son pourtour, de fluxion avec pustules croûteuses que, d'après les antécédents de la malade, il fallait rapporter au principe teigneux. Le visage était immergé dans l'eau de la mer et mouillé en outre plusieurs fois par jour. Après une trentaine de bains, la fluxion avait complétement disparu, et elle ne s'est plus montrée ; mais cette jeune fille est sujette depuis lors à des maux de tête violents qu'elle ne connaissait pas auparavant. »

§ V.

Nous avons déjà dit quelques mots de l'*ophthalmie*. Il n'y a que celle qui est sous l'influence de
la diathèse scrofuleuse qui soit susceptible d'é-
prouver quelque amélioration ; celles qui sont de
toute autre nature (dartreuse, teigneuse, rhumatismale), ne peuvent que s'exaspérer sous leur
emploi au lieu de s'amoindrir. Et encore même
l'ophthalmie scrofuleuse ne permet-elle d'espérer
quelque succès que tout autant qu'elle n'existe
qu'à un degré peu élevé. Les bains de mer forti-
fient la constitution, la diathèse scrofuleuse se
calme, et c'est consécutivement que la lésion
locale guérit. Nous avons été témoin d'un cas assez
remarquable de guérison de ce genre.

« Le jeune A..., âgé de 10 ans, était atteint
depuis plusieurs mois d'une ophthalmie externe,
de nature scrofuleuse, accompagnée de photo-
phobie assez prononcée. C'était en vain qu'on
avait employé les dérivatifs et les remèdes dits
anti-scrofuleux ; la maladie résistait à tout. On
mena le malade à la mer. Après un mois environ,
il en revenait bien plus fort de constitution, et
complétement guéri de son ophthalmie. »

Nous devons ajouter toutefois que nous avons
vu d'autres enfants, envoyés à la mer dans un état
à peu près semblable, n'en retirer aucun fruit,

ou même y éprouver une exaspération plus ou moins intense. La cause paraissait pourtant être identique.

§ VI.

On a prescrit les bains de mer à des sujets atteints d'*otorrhée* ; on leur a recommandé de faire dans l'oreille des injections avec cette eau. Nous ne connaissons rien de plus grave qu'une pareille prescription, dans sa dernière partie du moins.

L'otorrhée idiopathique, plus ou moins ancienne, qu'elle soit bornée au conduit auditif externe ou qu'elle vienne de l'oreille interne, n'est jamais, en effet, une maladie simplement locale : elle est toujours liée à un état diathésique (scrofules, teigne, dartres). Or, si l'on arrête le mouvement fluxionnaire dans son effort sur l'organe de l'audition, il arrivera presque à coup sûr que la fluxion se portera sur les méninges. Il y a, dans les cas de ce genre, une sympathie métastasique que nous avons pu observer plusieurs fois. Plusieurs fois, en effet, nous avons vu des injections astringentes pratiquées dans le conduit auditif externe, suivies de la cessation de l'écoulement et de l'apparition presque subite d'une méningite qui a toujours été mortelle. Aussi nous sommes-nous posé pour règle, dans cette maladie, de nous borner aux injections émollientes et aux dérivatifs cutanés (vésicatoires, cautères).

Les injections d'eau de mer dans l'oreille ne pouvant être considérées que comme un moyen astringent, nous les regardons, d'après ce que nous venons de dire, comme entourées du plus grand danger.

§ VII.

Les maladies des *voies respiratoires* quelles qu'elles soient, et alors même qu'elles dépendent de la diathèse scrofuleuse, contre-indiquent toujours l'usage des bains de mer, ainsi que nous l'avons déjà dit dans un autre chapitre. Elles ne peuvent que s'exaspérer sous leur emploi, en raison de la perturbation plus ou moins sensible que la température peu élevée de l'eau amène dans les fonctions de la peau. Un simple *catarrhe pulmonaire*, alors même qu'il sera léger, sera une raison suffisante pour faire renoncer à leur emploi. A plus forte raison devra-t-il en être ainsi, quand il s'agira d'une *hémoptysie*, qu'un bain froid, quel qu'il soit, est fort apte à faire reparaître.

Quant à l'*angine*, nous avons déjà reconnu, que si elle était liée, chez un jeune sujet, à un tempérament lymphatique très-prononcé ou à la diathèse scrofuleuse, et qu'elle fût plus ou moins légère et chronique, elle ne contre-indiquait pas l'usage des bains de mer ; que l'heureuse influence de ceux-ci sur l'état général, était susceptible d'en amener une analogue du côté du gosier. Ces bons effets ne peuvent toutefois se montrer que lorsque l'angine est bornée à l'isthme guttural, et ne se continue pas dans les voies respiratoires ; car, dans ce dernier cas, la maladie ne peut que s'aggraver.

§ VIII.

Les *maladies du cœur* contre-indiquent généralement les bains de mer. Nous avons déjà signalé que les palpitations s'exaspéraient sous leur influence. Ce ne pourrait être que quand elles sont peu marquées qu'on serait autorisé à passer par dessus ce symptôme, et prescrire ces bains pour fortifier une constitution plus ou moins débile. Nous avons ouï parler d'une syncope devenue mortelle chez une jeune personne qui prenait ces bains, malgré des palpitations dont elle était affectée. Rien ne pourrait excuser enfin un médecin qui les conseillerait dans un cas où l'organe serait atteint d'anévrisme.

§ IX.

Nous avons encore dit, dans un autre chapitre, que les maladies du *tube digestif* et du *foie,* quelles qu'elles fussent, contre-indiquaient les bains de mer, qui ne faisaient que les aggraver. Nous pouvons en dire autant pour les maladies des *reins*, qui prendront toujours un plus haut degré sous leur influence.

§ X.

Quelques médecins ont prescrit les bains de mer pour les *hémorroïdes* ; ils ont même voulu que les malades prissent des lavements avec cette eau pendant qu'ils seraient dans le bain. Des succès ont été signalés.

Nous ne sommes pas surpris qu'il en ait été ainsi ; rien n'est généralement plus facile que de guérir les hémorroïdes. Mais les hémorroïdes ne sont pas une maladie locale ; elles sont l'expression d'un état affectionnel, comme, par exemple, de la goutte, des dartres, des scrofules, etc. Or, quand on a fait disparaître les hémorroïdes, on n'a pas guéri pour cela l'affection sous l'influence de laquelle elles se trouvaient. Cette affection persiste, elle reste ce qu'elle était. Et qu'arrive-t-il alors ? Il arrive que le mouvement fluxionnaire qui avait amené le développement des hémorroïdes, se porte tôt ou tard sur une autre partie, et le plus souvent sur un organe important, comme l'estomac, le foie, le poumon, le cerveau. On a changé une maladie, incommode si l'on veut, mais avantageuse pour l'économie, contre une maladie qui finira peut-être par amener la mort.

Nous croyons que les lavements avec l'eau de mer sont surtout aptes à produire la suppression des hémorroïdes, car pour les bains en eux-mêmes, bien que nous les considérions comme dangereux dans ces circonstances, ils n'auraient peut-être pas un effet aussi certain.

§ XI.

Parmi les maladies de la vessie, il n'en est qu'une seule qui se trouve généralement bien de l'emploi des bains de mer ; je veux parler de l'*incontinence d'urine*. Excès de sensibilité, accompagné de faiblesse, tel est l'état de la vessie chez l'enfant atteint de cette maladie.

L'incontinence d'urine dépend rarement uniquement de la faiblesse de la constitution. Il y a presque toujours pour la produire un état diathésique plus ou moins marqué, la diathèse scrofuleuse le plus souvent. Mais d'autres fois aussi, il est fort douteux que cette diathèse y soit pour quelque chose, et l'on est forcé de l'attribuer au vice dartreux, teigneux ou même goutteux, soit que l'enfant ait déjà été atteint de quelque symptôme propre à ces affections, soit qu'on n'en trouve la raison que dans un principe héréditaire.

L'enfant atteint d'incontinence d'urine se trouve généralement bien des bains de mer. Est-ce parce que ces bains ont modifié la diathèse qui l'a produite qu'il en est ainsi? Cela est possible, quand cette diathèse est la diathèse scrofuleuse ; mais comme cette maladie s'amende généralement aussi quand la cause est différente, il est à présumer que cette amélioration tient en outre, soit à l'action des bains sur toute la constitution, soit surtout à l'action tonique de l'eau de la mer qui, agissant sur les parties extérieures de la génération, est transmise par sympathie à la vessie et à son col.

§ XII.

Le *testicule scrofuleux* a quelquefois éprouvé de l'amendement par l'emploi de ces bains. Ce n'est guère lorsque les tubercules sont encore à l'état cru que cette amélioration est susceptible de se manifester ; c'est surtout quand ces tubercules sont venus en suppuration, et que des trajets fistuleux empêchent la cicatrisation de se faire. Alors, par l'effet de l'eau de la mer, ces trajets et leurs clapiers, s'il en existe, se détergent, et la guérison arrive. L'action de ces bains est ici par dessus tout locale, mais elle a été aussi générale.

§ XIII.

Les maladies des organes de la génération chez la femme nous ont rendu témoin de bien singulières erreurs thérapeutiques.

On sait combien sont communes chez elles ce que l'on appelle *pertes blanches* ou *flueurs blanches;* on sait encore combien cette maladie est difficile à guérir; et, ce que l'on ne devrait jamais oublier, combien il est dangereux le plus souvent de les guérir. Les bains de mer n'ont été cependant maintes fois prescrits que pour parvenir à ce but; aussi que d'accidents, plus ou moins graves n'est-il pas survenu! Mais avant d'aller plus loin, qu'est-ce que cette maladie qu'on appelle *flueurs blanches?*

Les flueurs blanches ne sont jamais, ainsi que l'ont prétendu quelques médecins, une maladie locale, due uniquement à une irritation de la surface utéro-vaginale. Il faut toujours les considérer comme la manifestation d'un état morbide général, d'une diathèse le plus souvent, soit scrofuleuse, soit dartreuse ou teigneuse. Bien entendu que nous ne voulons parler ici que des flueurs blanches idiopathiques.

Dans certains cas, l'écoulement vaginal, bien que lié par dessus tout à un état diathésique, ne doit son apparition qu'à l'affaiblissement de la constitution ; les forces vitales n'ont pas eu assez d'énergie pour dominer le principe morbide : avec plus de forces, l'écoulement n'existerait pas, car le principe n'existait qu'à un faible degré.

Les flueurs blanches se montrent enfin sous deux formes bien distinctes : ou bien elles existent, sans qu'il y ait aucune irritation du côté de la surface utéro-vaginale, ou bien cette irritation existe ; la malade accuse une douleur plus ou moins marquée dans la région hypogastrique, de la chaleur, de l'ardeur vers la vulve et dans le vagin.

Dans l'une, comme dans l'autre de ces espèces, il est dangereux d'arrêter le flux par des moyens qui agissent plus ou moins localement. On ne fait alors que contrarier la fluxion qui se porte sur des parties nouvelles, ou bien se concentre avec plus d'énergie sur les parties où elle s'est fixée. Si on arrête un simple écoulement vaginal, l'utérus qui jusque-là n'avait annoncé aucun symptôme morbide, devient douloureux, il a reçu la fluxion déplacée ; et si l'écoulement est supprimé alors que cet organe était déjà malade, un engorgement qui n'existait pas ne tarde pas à se montrer. Les injections astringentes, les préparations balsamiques ont maintes fois produit ces effets.

Or, comment agissent les bains de mer dans des cas parcils ? Le voici. La température peu élevée de l'eau venant à agir sur les parties extérieures de la génération, transmet par une sympathie de continuité son action sur la surface utéro-vaginale. La suppression ou du moins la diminution du flux en est le résultat. Cette action est donc fâcheuse, et elle l'est d'autant plus, que l'état général n'est guère susceptible d'être amendé par ce moyen thérapeutique, surtout dans l'état de perturbation où le met la suppression du flux vaginal. Les bains de mer ne sauraient par conséquent convenir, du moins d'une manière générale, aux femmes atteintes de flueurs blanches, surtout si avec ces pertes coïncide une irritation de matrice avec ou sans engorgement.

Et cependant, comme nous l'avons fait pressentir, bien des femmes ont été envoyées à la mer, soit par rapport à cet état, pour le modifier ou même le guérir, soit malgré cet état, tantôt pour combattre une autre maladie, tantôt pour relever une constitution plus ou moins affaiblie.

Voici quelques faits à l'appui de notre proposition :

« Madame B... habitant les environs de Montpellier, âgée de vingt-cinq ans, d'un tempérament lymphatique, d'une constitution un peu molle, désolée de ne pas avoir d'enfants, bien qu'elle soit mariée depuis trois ans, fait part au médecin de la localité de son état. Elle accuse des pertes blanches à peu près continuelles et assez abondantes. Du reste, sa santé est bonne. Le médecin prescrit les bains de mer.

« Un séjour à Cette de trois semaines supprime les flueurs blanches, mais l'utérus devient douloureux, et des attaques d'hystérie qu'elle ne connaissait pas se manifestent peu après son départ.

« Madame B... est restée dans cet état pendant plus de cinq mois; et ce n'a été qu'à la réapparition des flueurs blanches que l'irritation de la matrice a pu disparaître. Les attaques hystériques ont fini elles-mêmes par ne plus se montrer. »

Au lieu d'envoyer cette dame à la mer, qu'y avait-il à faire? Il fallait prescrire tel moyen, tels bains d'eaux thermales, par exemple, qui eussent surtout leur action sur toute la constitution, et qui ne fussent susceptibles d'arrêter ou de diminuer le flux que par suite de l'amélioration de l'état général. Ce résultat est maintes fois obtenu par l'usage des eaux thermales ferrugineuses (Rennes et autres), prises en bain et à l'intérieur, ou bien par les bains d'eaux thermales salines (Sylvanès, par exemple), auxquels on joint les eaux ferrugineuses prises en boisson (Andabre ou Prugnes).

La suppression du flux leucorrhéique est encore plus fâcheuse, quand il y a irritation de l'utérus; l'engorgement de cet organe en est la conséquence assez ordinaire, sans préjudice des fluxions qui se font sur les organes principaux, ou bien des maladies nerveuses qui se développent.

« Madame X..., d'un tempérament lymphatique-nerveux et d'une constitution délicate , âgée de trente ans , après avoir eu à terme plusieurs enfants, fit une fausse couche. Tous les soins possibles lui furent donnés , et cependant il en resta à Madame X... un écoulement leucorrhéique avec irritation de la matrice. Elle était dans cet état depuis plus d'un an , sa constitution primitivement délicate en ayant beaucoup souffert, lorsqu'elle demande des conseils à un homme de l'art, Madame X... reçoit pour prescription d'aller prendre les bains de mer.

« Nous eûmes l'occasion de la voir à son retour. Sa constitution était dans un fàcheux état ; la perte blanche avait diminué , mais la région hypogastrique était plus douloureuse et un poids incommode se faisait sentir dans le haut du vagin et sur le rectum. Il était survenu chez elle un engorgement de l'organe utérin. »

Madame X... n'avait donc qu'à se repentir d'avoir été à la mer ; la lésion de l'utérus s'était aggravée, et sa constitution, au lieu de s'améliorer, n'en avait que plus souffert.

Ce que nous venons de dire de ces deux malades , est le cas de presque toutes celles qui vont prendre ces bains dans des conditions semblables. Leur position ne fait qu'empirer.

Et toutes les malades ne se bornent pas à prendre des bains , il en est qui se font des injections dans le vagin avec l'eau de la mer, ce qui ne contribue pas peu à arrêter le flux, et laisse d'autant plus des accidents à redouter.

Les médecins qui prescrivent les bains de mer dans ces circonstances, ne voient que l'indication qui consiste à fortifier la constitution et modifier la vitalité des organes de la génération. Ils négligent la contre-indication qu'ils trouveraient dans le danger de la suppression d'un flux, devenu souvent une habitude nécessaire, par un moyen thérapeutique dont l'action répercussive est bien connue, et qui ne peut rien le plus souvent contre l'affection qui lui a donné naissance. Ce qui convient dans des cas pareils, c'est de laisser les choses dans l'état où elles sont, c'est de respecter ce flux devenu une nécessité, ou bien de ne chercher à le guérir qu'en employant des moyens qui agissent par dessus tout sur l'état général.

§ XIV.

On a prescrit les bains de mer pour les *chutes de la matrice*, dans l'idée probablement que ces eaux rendraient leur énergie première aux moyens d'union de l'organe au bassin. Il n'est malheureusement que trop vrai, que ces bains sont tout à fait impuissants dans cette circonstance ; l'utérus se maintient dans son relâchement anormal, quel que soit le degré qu'il présente.

§ XV.

Certaines maladies des os ont éprouvé parfois de bons effets de l'usage des bains de mer. Le *rachitis* est de ce nombre. Cette maladie, on le sait, consiste en un ramollissement de tels ou tels os, et surtout des vertèbres.

Quelle que soit l'affection qui amène le rachitis, cette maladie semble liée plus particulièrement à un état de faiblesse de la constitution; de sorte qu"il suffit souvent de donner plus de forces pour arrêter les progrès des difformités qui sont la suite du ramollissement des os. C'est dans ce sens qu'agissent les bains de mer. Nous avons constaté plusieurs fois leurs bons effets dans des circonstances semblables. Le corps s'y fortifie, et la maladie s'arrête.

Nous avons été témoin d'un fait de ce genre, dans lequel les bains de mer produisirent un résultat si avantageux que la difformité, ce qui paraît d'abord étonnant, en fut sensiblement diminuée. Voici ce fait, qui est fort curieux à notre avis:

« Une petite fille âgée de neuf ans, d'un tempérament lymphatique, entachée du vice scrofuleux, nous fut amenée au commencement de l'été de 1849. Une déviation s'était formée chez elle dans la région dorsale supérieure et cervicale inférieure, de sorte que, d'un côté, le dos présentait une voussure, tandis que, de l'autre, le menton tendait à se rapprocher de la poitrine. Cette déviation s'était formée d'une manière si prompte, que sa mère ne s'en était aperçue que lorsqu'elle était déjà bien avancée. Après avoir constaté l'état des parties, nous conseillâmes les bains de mer et un régime fortifiant.

« Un mois plus tard la petite malade se présente chez nous accompagnée de sa mère, dont le contentement se montrait d'avance sur sa figure. Sa fille était, disait-elle, complétement guérie ; les bains de mer avaient produit ce merveilleux effet. Comme nous n'avions jamais vu de guérison semblable dans les maladies de ce genre, nous émîmes un doute, et procédâmes à l'examen de la petite fille. Nous vîmes que la guérison n'était pas complète, comme le disait sa mère ; qu'il y avait encore incurvation en avant de la colonne vertébrale, mais il était évident qu'il y avait une amélioration notable ; le dos était moins voûté et la tête était moins inclinée vers la poitrine. Nous ne pûmes nous rendre raison de ce changement remarquable qu'en supposant que, en même temps que toute la constitution s'était fortifiée, les muscles extenseurs du tronc avaient pris plus de force, et tendaient à ramener par suite la colonne vertébrale et la tête dans leur direction normale.

« La petite malade retourna à la mer l'année suivante ; l'amélioration s'est maintenue. »

Il est probable, comme nous venons de le dire, que c'est à une action musculaire plus énergique qu'il faut attribuer l'amendement si notable survenu dans ce cas. Mais, comme nous l'avons fait observer, la maladie n'existait que depuis peu de temps, sa formation avait été rapide, et les vertèbres n'avaient pas eu le temps de trop se déformer. Si la déformation de ces os eût été plus avancée, il est probable que le résultat des bains eût été nul par rapport à la difformité du rachis ; tout ce qu'on eût pu espérer, c'est qu'elle n'eût pas fait davantage de progrès.

L'emploi des bains de mer nous semble donc de nature à ne devoir pas être dédaigné dans le rachitis, et surtout dans celui des jeunes sujets, qui est à peu près constamment lié à l'existence de la diathèse scrofuleuse ; car chez l'adulte les résultats ne sont plus aussi avantageux : les conditions sont différentes, soit par rapport à la cause, qui est le plus souvent de nature rhumamathismale soit par rapport au mode d'action des bains de mer, qui est loin d'être aussi favorable à cet âge, ainsi que nous l'avons déjà plusieurs fois signalé.

§ XVI.

Le nombre des individus qui vont à la mer pour des *tumeurs blanches* est considérable ; mais ceux qui y éprouvent une amélioration réelle, et surtout qui y guérissent, ne sont pas communs. C'est tout au plus quand elles n'existent qu'à un degré léger et que l'affection scrofuleuse n'est pas trop prononcée, s'il est permis d'espérer quelque succès ; et encore même qu'il est rare avec ces conditions favorables de voir la maladie s'amender ! Cependant, d'après le docteur Pouget (1), le professeur Fages serait parvenu à guérir, par l'usage de ces eaux, une tumeur blanche de l'articulation tibio-tarsienne avec fistules. Les altérations étaient si graves, qu'il avait été question de pratiquer l'amputation. On ne peut considérer ce fait que comme exceptionnel ; et peut-être même est-il unique dans la science.

La *carie* qui aboutit dans une articulation se joue le plus souvent des bains de mer ; mais si elle se montre dans la continuité des os, et si elle est superficielle, peu étendue, elle peut en recevoir une modification avantageuse, ou même guérir. Nous avons été témoin de quelques faits de ce genre. On ne peut toutefois espérer un pareil résultat que tout autant que la diathèse scrofuleuse n'est pas très-prononcée.

______

(1) Ouvrage cité.

§ XVII.

On a quelquefois envoyé à la mer des sujets atteints de *roideur des articulations* à la suite de fracture, de luxation ou d'entorse, dans l'idée que ces bains rendraient aux articulations leur souplesse. Le moyen était mal choisi; ces eaux n'ont qu'une action fort douteuse dans ces circonstances. Ce qui convient dans des cas semblables, ce sont les eaux thermales sulfureuses prises en bains, et surtout en douches. Les engorgements qui peuvent exister se dissipent, et les ligaments reprennent leur souplesse première.

§ XVIII.

On voit maintes fois aller à la mer des individus atteints de *plaies de jambes* plus ou moins anciennes. Ils y trouvent souvent la guérison, et on crie merveille.

Rien n'est cependant plus facile que la guérison de ces plaies par tel ou tel moyen, sans que les individus soient obligés de faire un voyage à la mer. Ce traitement est trop connu pour que nous ayons besoin d'en parler. L'une de ses parties consiste à modifier la vitalité de la plaie par les cathérétiques, le nitrate d'argent principalement. Il ne s'agit que de bien connaître le moment où

le nitrate doit être porté sur la solution de continuité.

Cette action du nitrate d'argent qui déterge ces vieilles plaies et leur donne une vie nouvelle, est remplacée ici par l'eau de la mer qui a une action analogue, mais non toutefois aussi sûre. Les bains de mer guériront certainement moins facile-ment ces plaies que le traitement ordinaire, pourvu cependant que celui-ci soit bien dirigé.

Du reste, nous n'avons pas besoin de dire que ces vieilles plaies de jambes, lorsqu'elles sont anciennes, doivent le plus souvent être respec-tées. Elles constituent une habitude dont l'écono-mie ne peut se passer. Il ne saurait être permis de chercher à les guérir.

§ XIX.

Nous ne prolongerons pas davantage ce travail. Il nous semble que ce que nous venons de dire sur les bains de mer doit suffire pour montrer que si ce moyen thérapeutique est de nature à rendre des services, il peut devenir aussi la cause de maladies fort graves.

Ces bains conviendront principalement pour fortifier la constitution et favoriser le développe-ment du corps, tant que ce développement ne sera pas encore complet. Ils conviendront encore pour prévenir ou combattre l'affection scrofuleuse, et leurs effets seront d'autant plus marqués, que les sujets n'auront pas dépassé cette première période de la vie.

Quant à leur indication dans les autres maladies, on a dû voir qu'elle ne pouvait être bien fréquente; et cependant, comme nous l'avons dit, ces bains sont devenus de nos jours une sorte de panacée universelle. Les faits malheureux qu'ils amènent ne sont pourtant pas si rares que les hommes de l'art et le vulgaire ne doivent les connaître. Mais le remède est à la mode, et la mode ne raisonne pas.

FIN.

Montpellier, imprimerie de Pierre GROLLIER, rue des Tondeurs, 9.

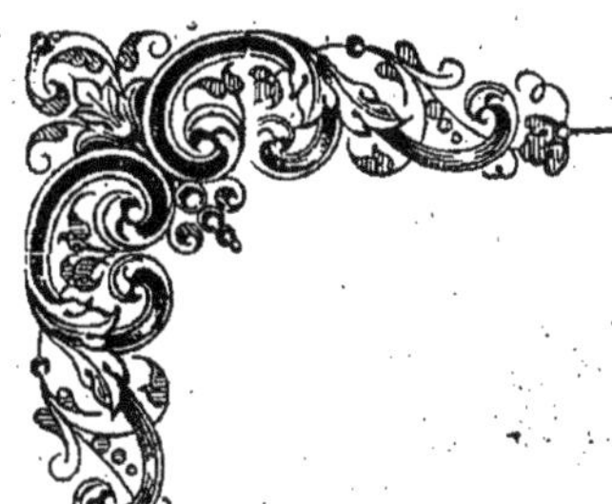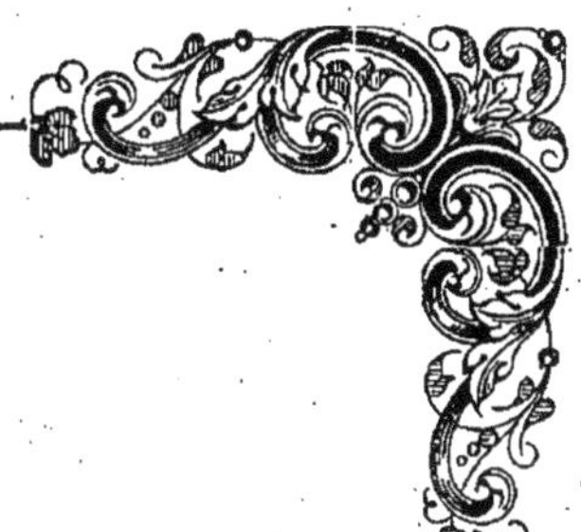

EN VENTE

Chez les mêmes Libraires

ET PAR LE MÊME AUTEUR,

De la Doctrine des Éléments et de son application à la médecine-pratique. 1850. 2 volumes grand in-8º. . . . . 11 fr.

Montpellier. — Imprimerie de Pierre Grollier, rue des Tondeurs, 9.

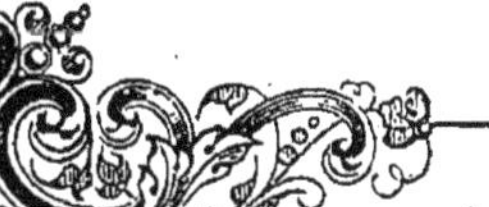